数字儿童腧穴断层解剖学
彩色图谱

Color Atlas of Digital Children Acupoints
Sectional Anatomy

张少杰　奥晓静　司银楚　主编

全国百佳图书出版单位
中国中医药出版社
·北京·

图书在版编目（CIP）数据

数字儿童腧穴断层解剖学彩色图谱 / 张少杰 , 奥晓静 , 司银楚主编 . -- 北京 : 中国中医药出版社 , 2025. 6
ISBN 978-7-5132-9526-0

Ⅰ . R224.2-64

中国国家版本馆 CIP 数据核字第 2025J9J953 号

中国中医药出版社出版

北京经济技术开发区科创十三街 31 号院二区 8 号楼
邮政编码　100176
传真　010-64405721
保定市中画美凯印刷有限公司印刷
各地新华书店经销

开本 787×1092　1/16　印张 9.75　字数 195 千字
2025 年 6 月第 1 版　2025 年 6 月第 1 次印刷
书号　ISBN 978 – 7 – 5132 – 9526 – 0

定价　98.00 元
网址　www.cptcm.com

服 务 热 线　010-64405510
购 书 热 线　010-89535836
维 权 打 假　010-64405753

微信服务号　zgzyycbs
微商城网址　https://kdt.im/LIdUGr
官 方 微 博　http://e.weibo.com/cptcm
天猫旗舰店网址　https://zgzyycbs.tmall.com

如有印装质量问题请与本社出版部联系（010-64405510）

《数字儿童腧穴断层解剖学彩色图谱》
编 委 会

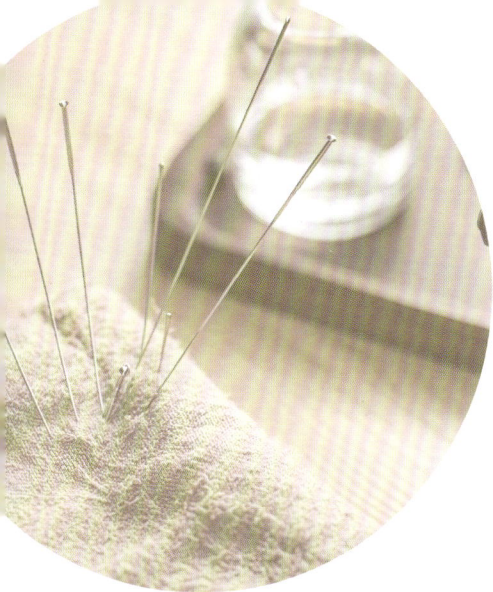

　　针灸学是中医学的瑰宝，被联合国教科文组织列为人类非物质文化遗产，已在全球 190 多个国家和地区得到广泛接受并用于医疗卫生和养生保健，是国际范围内最具影响力的传统医学疗法。针灸通过刺激人体腧穴发挥协调阴阳、调和气血、疏通经络的作用，从而达到防治疾病的目的。因此，腧穴的精准定位是取得疗效和保障针刺安全的关键。自古以来，医家都特别重视腧穴定位及取穴方法，采取绘制明堂图、铸造针灸铜人模型等多种方式展示人体腧穴的位置。

　　随着时代的进步和针灸学术的发展，古代明堂图发展为现代针灸腧穴图谱，增加了脏腑、骨骼、肌肉、神经等内容，并出现了单穴单图、分经腧穴图、分部腧穴图、腧穴解剖图等多样化针灸腧穴图谱。近年来，数字医学发展迅速，数字化断层腧穴解剖也应需而生，针灸腧穴显示也从平面显示转化为立体显示，从体表显示转化为分层显示。

　　现有的腧穴解剖图谱多为成人图谱，而儿童在不同的成长阶段有着不同于成人的解剖和生理特点，因此急需一部儿童腧穴解剖图谱，显示儿童腧穴断层解剖结构，满足儿童针灸的临床、教学、科研需求。

　　《数字儿童腧穴断层解剖学彩色图谱》通过数字化新技术获得的儿童全身各部位连续、超薄、高清断层铣削图像与儿童腧穴及其发育解剖学进行融合研究，选择临床常用及针刺危险的 254

个腧穴的真实儿童断层铣削图像，采用三维重建模型显示腧穴位置，力求反映我国儿童腧穴解剖结构特征。图内注解采用了中英文对照方式，同时，部分危险腧穴立体解剖结构采用二维码演示。该图谱是多学科交叉研究的最新成果，填补了国内外儿童薄层断层解剖与腧穴结合研究的空白。

我乐于为其作序，并热诚地把这本图谱推荐给广大的医学生、中医医生及儿科针灸医生等，希望对大家的工作有所帮助。

原北京中医药大学针灸推拿学院院长

中国针灸学会腧穴分会主任委员　赵百孝

北京中医药大学二级教授

2025 年 3 月

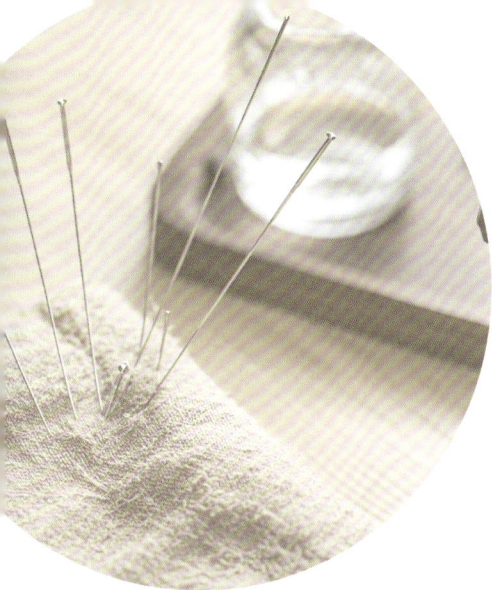

　　《"健康中国 2030"规划纲要》明确提出实施健康儿童计划，国家卫生健康委员会分别于 2018 年、2021 年发布了《健康儿童行动计划（2018—2020 年）》（简称《行动计划》）和《健康儿童行动提升计划（2021—2025 年）》，《行动计划》中明确提出要积极推广应用儿科中医适宜技术，推进儿童健康领域中医药公共卫生服务项目的实施。小儿针灸是我国针灸学的重要组成部分，在儿科疾病预防和诊疗中发挥着重要作用。近年来，针灸在儿科中的治疗范围持续扩大并且疗效确切。社会对儿科医护人员、推拿保健及针灸医师的需求不断扩大，随之而来的且亟待解决的难题是专业图书匮乏，故我看到《数字儿童腧穴断层解剖学彩色图谱》时倍感欣慰，尤其是该图谱将数字化技术获得的儿童全身各部位超薄断层铣削图像与儿童腧穴解剖学研究进行了融合，属于首创，难能可贵，相信广大读者看到这些会感觉耳目一新。

　　腧穴解剖学是研究腧穴的层次结构、毗邻结构，以及针刺意外与预防的一门学科，是基础医学与临床之间的桥梁。腧穴断层解剖学图谱则是得力的辅助工具，能帮助学习者更好地从整体到局部再到断面理解腧穴解剖在三者间的空间位置关系。由于儿童并不是成人的等比缩小，在不同的发育阶段有着不同于成人的解剖和生理特点。对于儿童的身体结构和生理特点，如果机械地照搬成人的解剖生理知识，难免导致错误。中医医生亟需掌握儿童腧穴断层解剖学知识，进而从不同层面深入认识和掌握儿童腧穴解剖结构，为提高临床针灸疗效和避免针刺意外事故发生提供保障。因此，让医者一目了然、一阅全解，简明扼要又实用的《数字儿童腧穴断层解剖学彩色图谱》的出版是非常有必要的。

本图谱涉及的部位有儿童头颈部、胸部、腹盆部、背部、上肢部和下肢部，共 254 个腧穴 113 张图片，并采用三维重建模型显示腧穴位置，二维码演示部分危险腧穴解剖结构，力求反映我国儿童腧穴解剖结构特征。由于图谱来源于真实标本断层彩色图像，因此格外珍贵。图内注解采用了中英文名词对照的方式，依据《经穴名称与定位》（GB/T 12346—2021）和《经络腧穴学》（沈雪勇、刘存志主编）编制，以便于读者阅读、理解。

我以万分喜悦的心情祝贺《数字儿童腧穴断层解剖学彩色图谱》在中国中医药出版社出版，并热忱地将本书推荐给各相关学科的医生和关注儿童健康的大众，尤其推荐给医学院校的广大师生，以期对广大读者的学习和工作有所裨益。

中国解剖学会中医形态学分会主任委员

上海中医药大学教授 邵水金

2025 年 3 月

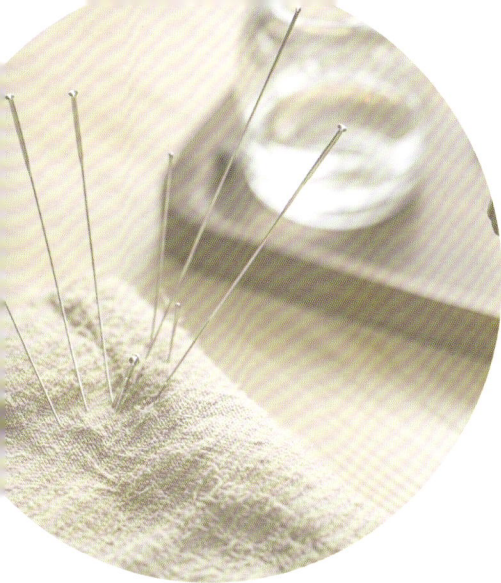

小儿针灸（儿科针灸）是针灸学中不可或缺的组成部分，在《黄帝内经》中已有儿科疾病针灸治疗指导原则的记载。随着数字化技术的快速发展，加之对传统针灸方法的传承与创新，小儿针灸得以迅速发展，现代小儿针灸将预防、保健及治疗相结合，在防治儿科疾病方面安全可靠、经济简便。近年来，在儿科疾病的治疗中，针灸的应用日益广泛并且疗效确切。

儿童处于快速生长发育期且非成人的等比例缩小，与成人有较大差异，有其独特的发育特点。例如儿童胸腺发达，胸腺一般高于胸骨；肝、脾较大且未被胸廓包围保护；身体较小，诸多神经、血管、淋巴等在局部较为集中；运动系统软骨较多等。由于儿童多动、自我控制能力弱、损伤概率较高、面对陌生的人与事容易恐惧、易于哭闹且配合度低、对针感反馈较少等，故实施小儿针灸较成人更易发生滞针、弯针、断针等针刺风险，如果施针者对儿童腧穴解剖结构掌握不详，针灸甚至可能造成儿童血肿、气胸、内脏损伤、脑及脊髓损伤等危象。

腧穴断层解剖学图谱是连接腧穴学与解剖学的桥梁，其能够更清晰真实地展示腧穴解剖层次及诸毗邻结构。随着现代各种新技术的应用，人体断层解剖学处于迅速发展阶段，利用数控冷冻铣削技术，可获得真实儿童标本层（厚达亚毫米级）的连续解剖断层；以高清数码相机拍摄可获得高分辨率数字断层解剖图像；利用高清连续断层数据集可进行人体各结构三维立体重建。将超薄、高清、连续儿童数字断层解剖图集与腧穴解剖相结合，可为儿童发育形态特征规律与腧穴结构关系提供重要信息，使发育解剖学基础理论成果与针灸临床实践得以紧密结合。这部《数字儿童腧穴断层解剖学彩色图谱》应需而生，它既是儿童数字解剖学领域重要的前沿进展，又为广大中医学、针灸推拿学、儿科学、影像学等师生，尤其是针灸医师，提供了儿童数字解剖学依据。

《数字儿童腧穴断层解剖学彩色图谱》包括头颈部、胸部、腹盆部、背部、上肢部和下肢部共 6 个部分的腧穴断层解剖图。其中头颈部 55 个腧穴、胸部 21 个腧穴，腹盆部 48 个腧穴，背部 52 个腧穴，上下肢部 78 个腧穴，共 254 个腧穴，113 张图片。本图谱有以下特色：①超薄、高清、连续数字化断层解剖图集：以往的断层解剖多为厘米级，诸多微结构难以显示，而本图谱标本断层厚为 0.1mm，且分辨率较高，可充分展示细小结构。②腧穴标注指导腧穴解剖识认：本书依据《经穴名称与定位》（GB/T 12346—2021）与《经络腧穴学》（全国中医药行业高等教育"十四五"规划教材）中对腧穴解剖的描述，结合儿童断层解剖特征对图谱进行翔实标注，使读者更好地理解腧穴解剖内容，充分展示了儿童发育特征与中医适宜技术应用。③精选常用腧穴及危险腧穴：图谱共选择了 254 个腧穴，并将人迎、风池、命门等 25 个危险、常用腧穴配以二维码视频，以充分显示其解剖结构。④三维重建数字化显示腧穴及相应断层位置：将我国儿童连续超薄解剖标本数据集进行三维立体重建，构建含有皮肤和骨骼的数字化模型，在模型上标注腧穴位置并做皮肤透明化显示，将腧穴位置与相应断层解剖图片相匹配，使学习者可以更好地从整体到局部再到断面理解三者间的空间位置关系。

本书横断层真实标本彩色图像来自山东数字人科技股份有限公司数控铣削实验室，标本来自自愿捐献者，我们对其奉献医学的精神表示衷心感谢。图谱中各断层解剖结构均有中英文标注，相关名词以国家科学技术名词审定委员会公布的《人体解剖学名词（第二版）》《汉英医学大词典（第三版）》为准。

本图谱是国家自然科学基金（82360892、81860383）、内蒙古自然科学基金（2025MS08059、2025MS08060、2025LHMS08068）、内蒙古自治区教育厅科技领军人才和创新团队建设（NMGIRT2307）等项目的研究成果，在此衷心感谢国家自然科学基金委员会、内蒙古自治区自然科学基金委员会及内蒙古自治区教育厅，同时感谢编著者，他们精益求精的学术态度铸就了这部中医现代化与数字医学交叉创新的著作。

本团队一直致力于编写一部数字儿童连续断层与腧穴相对应的解剖学彩色图谱，但可供参阅的国内外文献，尤其是关于发育期儿童腧穴解剖的文献甚少，尽管反复审校，仍不免有疏漏之处，恳请各位读者提出宝贵的意见和需求，以便再版时修订完善。

本书编委会

2025 年 6 月

目　录

第一章

小儿针灸发展与临床应用

针灸学的发展历经千年演进历程，不同时代赋予针灸学不同的元素和营养，促使其不断地茁壮成长，在世界疾病诊疗历史中发挥着重要作用。小儿针灸是针灸学中不可或缺的组成部分，中国历代医籍里均有针灸治疗儿科疾病的记载。小儿针灸在儿科疾病的治疗中占据独特地位。在现代经济、文化、医疗技术飞速发展的社会背景下，针灸也得以传承、发展和传播，随着针灸技术及方法的不断更新、优化，针灸理论的持续充实，针刺工具的不断升级，针灸结合其他疗法治疗疾病手段的推陈出新，在传统小儿针灸治疗的基础上，不断有研究实验证实，针灸疗法或针灸结合其他疗法对儿科疾病的治疗有确切疗效及优势，其发挥的作用已被广泛认可。

一、小儿针灸发展史概述

《灵枢经》是针灸学的奠基性经典著作（图1-1）。书中有小儿针灸治疗疾病指导原则的记载，如《灵枢·逆顺肥瘦》云："婴儿者，其肉脆血少气弱，刺此者，以毫针，浅刺而疾发针，日再可也。"叙述了儿童体质的特点及施针方法。

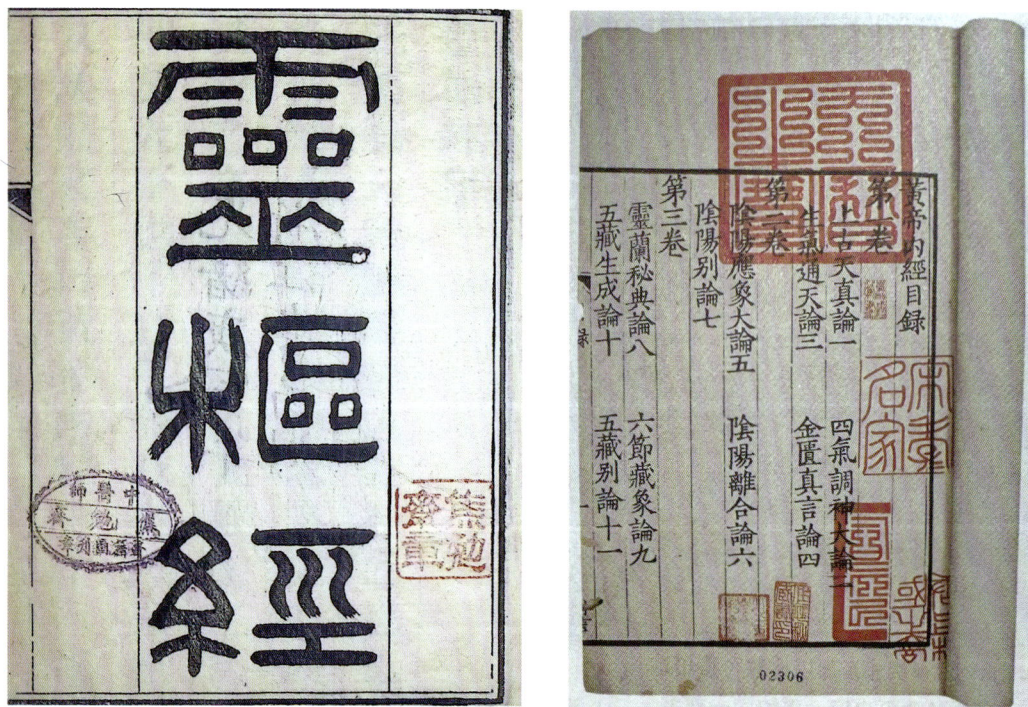

图1-1 《灵枢经》《黄帝内经》书影

我国第一部针灸专著是晋代皇甫谧的《针灸甲乙经》（图1-2）。书中专列"小儿杂病"，其中有"小儿咳而泄，不欲食者，商丘主之"，"小儿腹满，不能食饮，悬钟主之"等记载，该部专著就归纳了小儿疾病针灸治疗的方法。

隋代巢元方的《诸病源候论》中有"小儿杂病诸候"六卷，对小儿灸法叙述较为详尽，提出了施灸预防儿科疾病之法。当时灸法以直接灸为主，且强调施灸不当会出现危害，云："疾微，慎不欲妄针灸，亦不用辄吐下，所以然者，针灸伤经络，吐下动腑脏故也……新生无疾，慎不可逆针灸。逆针灸则忍痛动其五脉，因喜成痫。"书中提出小儿五脏中风可采用灸法治疗，中风急症必急灸，云："若心中风，但得偃卧，不得倾侧，汗出，若唇赤汗流者可治，急灸心俞。"书中收录了《颅囟经》，其云："凡孩子三岁以下，呼为纯阳，元气未散。"概述了儿童的生理特点，并提出小儿脉法与成人脉法有所不同，云："若有脉候，即须于一寸取之，不得同大人分寸。其脉候未来，呼之脉来三至，吸之脉来三至，呼吸定息一至，此为无患矣。所言定息，呼气未出，吸气未入，定息之中又至，此是平和也。若以大人脉五至取之，即差矣……孩子脉呼吸十五至以上，三至以下，皆死矣。"

唐代孙思邈的《备急千金要方》（图1-3）也对小儿疾病治疗提出了指导方法。书中的小儿疾病治疗使用灸法较多，如"小儿暴痫，灸两乳头，女儿灸乳下二分"。书中记载了小儿疾病常用穴位及其主治，"本神、前顶、囟会、天柱主小儿惊痫"，"然谷，主小儿脐风，口

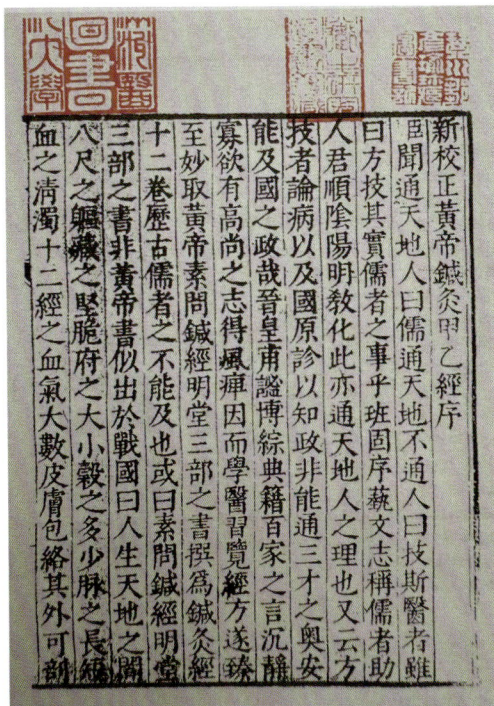

图1-2　皇甫谧《针灸甲乙经》书影

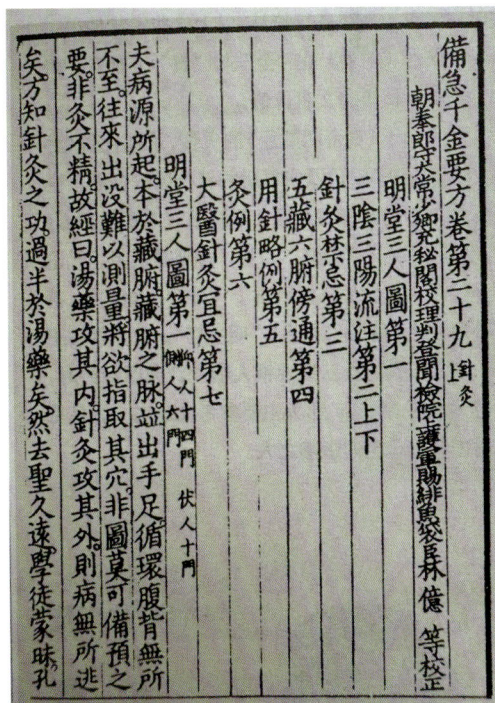

图1-3　孙思邈《备急千金要方》书影

不得开，善惊"，"治小儿四五岁不语，末赤小豆，酒和，敷舌下。又，灸足两踝各三壮"。《千金翼方》中也有小儿疾病的灸治记载，如"小儿遗尿，灸脐下一寸半，随年壮。又大敦一壮"。《千金翼方》将之前医籍中的成人针刺法直接应用于小儿，云："肝疟，令人色苍苍然，太息甚，其状若死，刺足厥阴见血。"

两宋时期出现了大量儿科专著，其中也不乏针灸内容，如《扁鹊心书》中提到了针灸救治小儿大病的重要性，书云："医之治病用灸，如做饭需薪。今人不能救治大病，良由不知针灸故也。世有百余种大病，不用艾灸，丹药如何救得性命，劫得病回……若灸迟，真气已脱，虽灸亦无用；若能早灸，自然阳气不绝，性命坚牢。"

刘昉的《幼幼新书》是中医儿科的奠基之作（图1-4）。该书卷十一专列"灸痫法"，卷二十"骨蒸篇"介绍了"四花""六花"穴位取穴及艾灸法，同时强调艾灸与中药内服相结合可以提高疗效。王执中的《针灸资生经》汇集了历代小儿内科、外科、皮肤及五官科疾病，如风痫、胎疝、脱肛、腹痛、小儿遗尿、雀目等的针灸疗法，并将小儿与成人施治不同之处详细指出，如"小儿七日以上，周年以还，不过七壮，炷如雀粪"，"（三）阴交、石门主疝"，"气癥，灸足厥阴大敦。左灸右，右灸左，各一壮"。《黄帝明堂灸经》为首部小儿针灸专著，共载儿科病症45种，包括内科、外科、皮肤科、五官科等，每种疾病均记载了症候、选穴、定位、艾灸壮数和艾炷大小等，并附小儿穴位图。其意义在于系统汇集前人小儿灸法，经临床验证后筛选出有效方案。书云："况小儿灸法散在诸经，文繁至甚，互说不同，既穴默以差讹，则治病全然纰缪。按诸家明堂之内，精选到小儿应验七十余穴，并是曾经使用，累验神功，今其编录于后。"

金元时期，学术百家争鸣，医学领域也呈现多学派并立的繁荣局面，一定程度上促进了医学的发展。不同的学派将其学术观点应用于儿科疾病的诊疗中，提出诸多不同的学说，也促进了小儿针灸的发展。窦汉卿的《针经指南》中记载"泻阴郄止盗汗，治小儿骨蒸"，强调针法，注重补泻。窦汉卿的《疮疡经验全书》中记载小儿的隔酱灸法，云："以酱一匕，

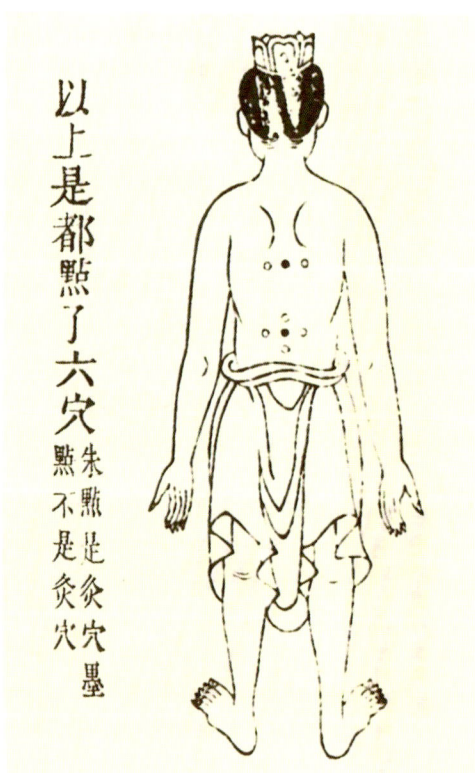

图1-4　刘昉《幼幼新书》书影

涂在百会穴。用艾圆如半粒黄豆大者，灸五壮为度。五壮之内，不拘次第。婴儿哭声如平时无异者生，其声嘶不响亮者死。累试累效。"杜思敬的《济生拔萃·田氏保婴集》系统记载了许多儿科常见病（图1-5）。书中强调小儿灸治要结合季节，云："小儿龟背……春夏从下灸上，秋冬从上灸下。"

明清时期是我国针灸发展的鼎盛时期，涌现了大量的针灸医籍，小儿针灸的应用范围也更为广泛。如《神应经》载有30种小儿疾病的取穴治疗方法，《针灸逢源》专设"幼科杂病"节，《普济方》记载的针灸治疗的儿科病种达13类之多。小儿针灸处方用穴日趋规范。明清时期，各派医家通过大量的临床实践，在儿科针灸的用穴上总结了一

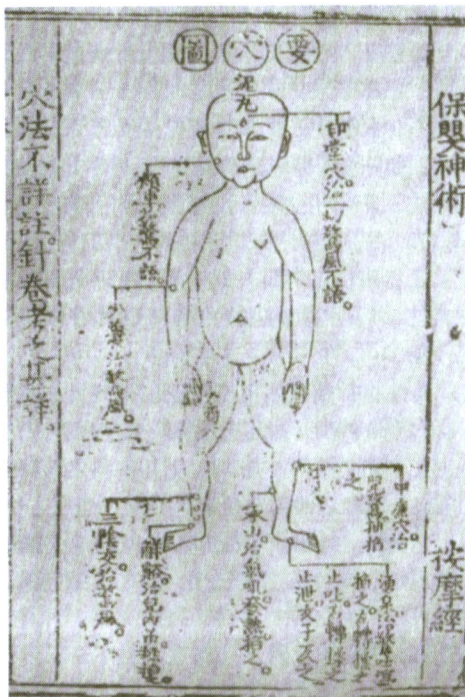

图1-5 杜思敬《济生拔萃·田氏保婴集》书影

些规律，如感受外邪入里化热诸疾，多取督脉腧穴和五输穴；内伤饮食诸疾，多取脾胃经的俞募穴；肾气不足诸疾，多取脐部及脐周腧穴。小儿疾病治疗用穴的规范化促进了小儿针灸的推广和应用。

二、现代小儿针灸研究及临床应用

随着现代科学技术的不断发展，加之对传统针灸方法的传承与创新，小儿针灸得以迅速发展。现代小儿针灸将预防、保健及治疗相结合，在防治小儿疾病方面安全可靠、经济简便。单纯性肥胖症患儿可采用针灸或针灸联合中药的治疗方法，能够有效地降低其身体质量指数（BMI）、血脂水平等。弱视多发生在发育期儿童中，是影响儿童双眼单视功能发育的主要原因之一，严重可导致儿童立体视觉丧失。近年来，通过毫针刺激眼周、眶内及四肢的穴位，经针感的传导发挥疏通经络、运行气血、扶正祛邪的作用，可有效改善儿童弱视，主穴为百会、睛明、球后、承泣、丝竹空、太阳和风池等。

刘振寰等对儿童脑性瘫痪采用头皮针、体针治疗，并配以其他方法，这种综合疗法可疏通经络，调节阴阳，改善脑部血液循环，提高脑细胞的代谢，促进脑瘫患儿运动、语言能力及智力的恢复。语言障碍脑瘫患儿采用针灸治疗联合语言康复训练，效果较好。姚文

智在脑瘫患儿运动功能障碍康复训练中，对联合针灸治疗组与仅用康复训练组进行治疗前后粗大运动功能（GMFM）评分、儿童功能独立性评定量表（Wee-FIM）评分的比较。结果显示，联合针灸治疗组治疗效果更优，有效提高了脑瘫患儿的康复质量，提高了其独立生活能力和运动能力。刘东等对脑瘫合并吞咽功能障碍患儿采用低频脉冲电刺激联合针灸治疗，发现该疗法对吞咽功能恢复有帮助。采取针灸联合康复方案治疗精神发育迟滞（mental retardation，MR）患儿，比采取单纯的康复方案治疗效果好。针灸方案采用头皮针如智七针、智九针、颞三针等；体针主穴为印堂、三阴交、内关、神门、通里、劳宫、合谷、太冲，可醒神清窍，调节气血，疏通经络（图1-6）。

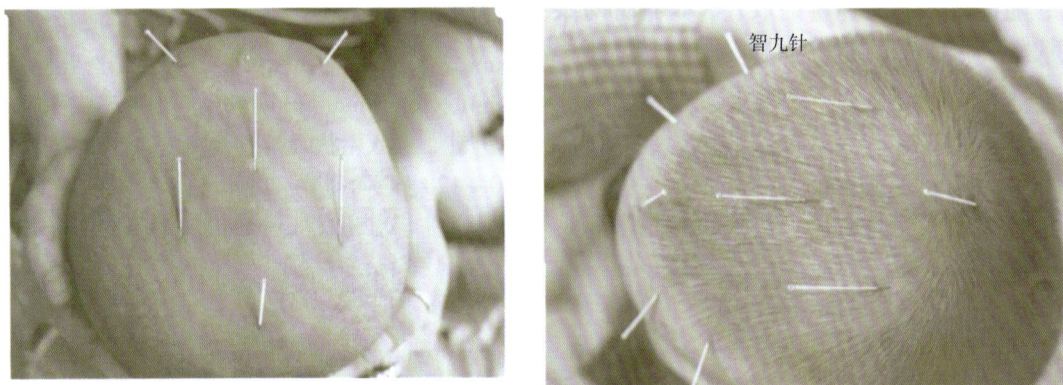

图1-6 智七针、智九针

儿童面神经麻痹的临床常表现为患儿面部肌肉不受控制，以两边面部表情不对称、"口眼歪斜"为主要表现。在古代医书中有大量对该病进行针灸治疗的记载，针刺疗法具有祛风散寒、调和气血、濡养筋脉、活血化瘀等功效，可促使面神经更快恢复。李林峰等系统评价针灸疗法治疗儿童周围性面瘫的临床疗效，认为现有证据表明，针灸疗法治疗该病疗效确切。付晓虎等对周围性面瘫患儿行针灸治疗，后对患儿面部健侧和患侧额肌、颊肌进行表面肌电的测试，认为治疗后颊肌与额肌力量均有所恢复，其中颊肌改善效果更好。针刺疗法在儿童重症肌无力、儿童癫痫、儿童交通性脑积水、儿童感觉统合失调的治疗中均有一定的疗效。

综合康复训练结合针灸治疗可有效缓解孤独症谱系障碍（autism spectrum disorder，ASD）患儿的临床症状，提升ASD患儿的社会生活能力，有助于改善ASD患儿的预后，并可改善其语言沟通能力。取穴以四神聪、太冲、太溪、悬钟、哑门、内关及通里为主（图1-7）。中医五行音乐配合针灸推拿疗法能较好地改善ASD患儿的孤独症状，同时提高其智商和语言能力。

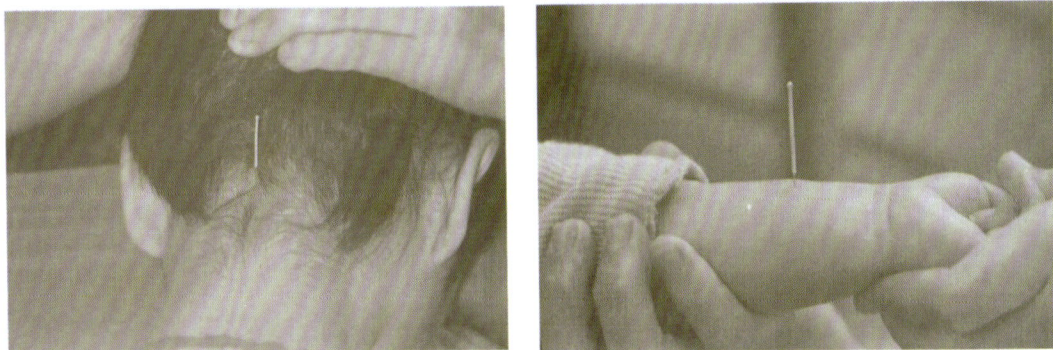

图 1-7　针刺儿童哑门、内关

近年来，国内采用针灸治疗抽动障碍（tic disorder，TD）患儿，针灸有其独特的治疗优势，取穴以神门、内关、太溪、合谷、太冲为主，头皮针以颞三针、智七针等为主，在常规治疗基础上添加针灸推拿可有效提高疗效。田云龙等认为，中药安神定抽合剂联合针灸及安思定微电流刺激仪治疗 TD 属脾虚痰聚证患儿，临床疗效显著。楼喜强等采用针灸三步法治疗儿童过敏性鼻炎（allergic rhinitis，AR），取得良好效果。白珺等对儿童哮喘合并鼻炎采取尘螨变应原特异性免疫治疗结合针灸治疗，疗效明显。

三、小儿针灸特点及风险

儿童处于生长发育期，与成人有较大差异，并非成人的等比例缩小，有其独特的发育特点。古代医家对小儿体质的认识有"变蒸学说""纯阳学说""稚阴稚阳学说"等，这些学说均表明儿童生理方面的特征为脏腑娇嫩、形气未充、生机勃勃、发育旺盛，对应的病理表现为易虚易实、易寒易热；发病急、传变快；热证、阳证居多；脾常不足、肝常有余；脏气清灵、易于康复等。儿童体质特点研究为小儿针灸的实施提供了理论依据。小儿脏腑娇嫩，针灸时选穴宜精不宜多。儿童好动不耐静，施针尽量在同一个体位下完成，一般浅刺即可，根据儿童实际配合情况决定是否留针等。由于儿童多动，自我控制能力弱，面对陌生的人、事容易恐惧，易于哭闹、不配合，对针感没有反馈等原因，实施小儿针灸比成人更易发生针刺风险，如滞针、弯针、断针等，如果施针者对儿童的穴位解剖结构不了解，针灸甚至可能造成血肿、气胸、内脏损伤、脑及脊髓损伤等危象。

（孟永亮、张少杰）

参考文献

［1］刘衡如.灵枢经（校勘本）［M］.北京：人民卫生出版社，2013.

［2］张灿玾，徐国仟.针灸甲乙经校注［M］.北京：人民卫生出版社，2014.

［3］丁光迪.诸病源候论校注［M］.北京：人民卫生出版社，2013.

［4］孙思邈.备急千金要方校释［M］.北京：人民卫生出版社，2014.

［5］孙思邈.千金翼方校释［M］.北京：人民卫生出版社，2014.

［6］窦材.扁鹊心书［M］.北京：中国中医药出版社，2014.

［7］刘昉.幼幼新书［M］.北京：中国医药科技出版社，2011.

［8］王执中.针灸资生经［M］.北京：人民卫生出版社，2007.

［9］张锦玉，李昕豪，邝碧瑶，等.论《黄帝明堂灸经》灸治小儿痫证学术思想及常用穴位［J］.环球中医药，2019，12（5）：743-745.

［10］康锁彬.诠新针经指南［M］.石家庄：河北科学技术出版社，2002.

［11］李永健，邸若虹.《疮疡经验全书》考略［J］.中医文献杂志，2012，（1）：18-20.

［12］穆丽君.杜思敬《济生拔萃》文本研究［D］.咸阳：陕西中医药大学，2019.

［13］田从豁.中国灸法全书［M］.哈尔滨：黑龙江科学技术出版社，2013.

［14］张敏，陈津华，许锦华，等.针灸联合中药治疗儿童单纯性肥胖症的效果［J］.中国当代医药，2020，27（22）：111-113+117.

［15］丁润泽，徐晓萌，张佳乐.针灸治疗儿童单纯性肥胖1例［J］.中国民间疗法，2015，23（10）：20-21.

［16］季晓雪，王卫.针灸推拿治疗少年儿童弱视的现状与思考［J］.湖南中医杂志，2014，30（11）：207-209.

［17］徐丽华，郭奕文，张斌，等.多种针灸方法联合综合训练治疗大龄儿童弱视29例［J］.中医外治杂志，2005，14（3）：40-41.

［18］刘振寰.头针为主治疗小儿脑瘫210例临床观察［J］.中国针灸杂志，1999，19（11）：651.

［19］刘炳旭，刘振寰，赵勇，等.针刺辅助治疗对不同类型脑瘫患儿运动功能疗效相

关因素分析［J］.中国针灸杂志，2016，36（7）：709-714.

［20］高会军，王丽平，曹清华.针灸联合语言康复训练治疗儿童脑瘫语言障碍的临床观察［J］.中国民间疗法，2020，28（9）：36-37.

［21］林小苗，蓝颖，邹林霞，等.针灸配合语言治疗对脑瘫儿童语言障碍的临床应用［J］.中国妇幼保健，2016，31（13）：2648-2650.

［22］郭慧慧，鲍超.针灸康复治疗脑性瘫痪儿童语言障碍的研究进展［J］.按摩与康复医学，2016，7（3）：25-27.

［23］姚文智.针灸治疗在脑瘫儿童运动功能障碍康复训练中疗效观察［J］.疾病监测与控制，2020，14（5）：370-372.

［24］刘东，王耀，倪之媛，等.低频脉冲电刺激联合针灸治疗对脑瘫儿童合并吞咽障碍患者的临床效果评价［J］.临床医药文献电子杂志，2019，6（62）：40.

［25］杨晓辉，邓湘绮.针灸联合康复治疗儿童精神发育迟滞的效果分析［J］.中国现代药物应用，2019，13（1）：149-150.

［26］马延菊，刘振寰.针灸治疗儿童精神发育迟滞的研究进展［J］.中医儿科杂志，2012，8（3）：54-56.

［27］李林峰，董宝强，马明星，等.针灸疗法治疗儿童周围性面瘫临床疗效的Meta分析［J］.中医药临床杂志，2019，31（9）：1660-1666.

［28］付晓虎，王雪森，李海天，等.基于表面肌电信号的儿童周围性面瘫针灸治疗效果的评价［J］.北京生物医学工程，2020，39（4）：412-417.

［29］张利国.浅析中医针灸疗法治疗儿童型重症肌无力［J］.世界最新医学信息文摘，2017，17（37）：160+166.

［30］杨志林.中药结合针灸治疗儿童癫痫的临床分析［J］.当代医学，2013，19（14）：156-157.

［31］庄明华，白晔，郑文斌.以针灸为主综合治疗儿童交通性脑积水26例观察［J］.中国康复理论与实践，2004，10（6）：63-64.

［32］冯璐，赵曼池，郝乔，等.中医针灸配合康复手法对感觉统合失调儿童智力发育指数与运动发育指数的改善作用探讨［J］.辽宁中医杂志，2018，45（9）：1960-1961.

［33］李小玲.中医针灸结合综合康复训练诊疗小儿孤独症谱系障碍的疗效分析［J］.世界复合医学，2020，6（4）：124-126.

［34］王永慧.针灸对孤独症儿童语言沟通能力改善的效果［J］.慢性病学杂志，2018，19（S1）：61-62.

［35］牛学霞，王迪，赵艳春．56例针灸对孤独症儿童语言沟通能力改善的效果观察［J］．中国农村卫生，2016，94（16）：68．

［36］张程茜梦．针灸治疗儿童孤独症疗效的Meta分析［J］．中医临床研究，2015，7（24）：117–118+120．

［37］孟宪云，周亚飞，梁云．针灸推拿配合中医五行音乐调理对自闭症儿童心理行为康复的干预［J］．长寿，2020，（1）：105–106．

［38］张梦娇，隆红艳．针灸治疗儿童多发性抽动症临床研究综述［J］．亚太传统医药，2020，16（1）：208–210．

［39］沈丽萍，袁秀丽．针灸治疗儿童抽动障碍研究进展［J］．实用中医药杂志，2019，35（3）：381–382．

［40］孙凌蓉．针灸治疗儿童抽动症30例［J］．实用中医药杂志，2015，31（11）：1041．

［41］田云龙，王爱珍，李亚群．安神定抽合剂联合针灸、安思定微电流刺激仪治疗儿童抽动障碍疗效观察［J］．中医临床研究，2021，13（8）：123–125．

［42］楼喜强，蔡剑飞，张蓓蕾．针灸三步法治疗儿童变应性鼻炎疗效观察［J］．浙江中西医结合杂志，2013，23（9）：743–745．

［43］白珺，陈亮，廖旺．针灸联合尘螨变应原特异性免疫治疗儿童哮喘合并鼻炎的临床观察［J］．黑龙江医学，2019，44（9）：1050–1052．

［44］余继林．冯氏小儿捏脊［M］．北京：北京出版社，2017．

［45］刘振寰．实用儿童针灸学图谱［M］．北京：北京大学医学出版社，2019．

第二章

三维数字儿童腧穴解剖系统的构建

随着数字化、智能化时代的到来，"数字医学"已成为形态学研究领域的主力军，其可以将冷冻人体标本连续铣削断层图像借助计算机和图形、图像分析技术构建数字化虚拟人。因此，本书基于儿童标本经冷冻铣削后拍照获得的连续、超薄、高清儿童断层解剖数据集，重建三维立体儿童模型，并参考《经穴名称与定位》（GB/T 12346—2021）腧穴标准，采用体表解剖标志定位法及"骨度"折量定位法确定儿童腧穴的名称、定位、解剖等内容，建立儿童腧穴解剖三维模型，构建三维数字儿童腧穴解剖系统。

一、可视化人体研究概况

在数字化时代的背景下，可视化人体研究在国内外各个领域都备受关注。医学、航天、体育、军事、汽车、机械制造、艺术等多个领域对这项研究有巨大需求。美国国家医学图书馆在 1989 年提出了"可视化人体计划"（Visible Human Project，VHP），并于 1991 年与科罗拉多大学健康科学中心签署协议，启动了人体结构数据的采集和三维重构工作。该研究团队获得了世界上第一套人体结构数据集，数据集包含中年男性的 1878 幅横断面图像。1995 年 11 月，该中心又完成了一例女性标本制作和图像数据采集，共 5189 幅横断面图像。这些数据具有高分辨率和大容量，为各种研究和应用提供了基础。美国的可视化人体计划引起了全球的巨大反响，并因此多次举办国际学术会议。许多研究机构和大学利用数据集开发了新的计算机人体模拟系统和实用产品，如华盛顿大学开发的数字解剖学系统、哈佛大学开发的全脑图谱及外科手术规划系统、斯坦福大学开发的虚拟内窥镜系统、汉堡大学开发的 Voxel-Man 系统、伦斯勒理工学院开发的核医学虚拟仿真系统等。除美国外，韩国、日本、德国、澳大利亚等国家也相继启动了可视化人体计划。韩国于 2000 年成功采集了第一例韩国人的可视化数据集，实现了"可视韩国人计划"（Visible Korean Human，VKH），并获得了国家科学基金的资助，为相关领域的研究和应用提供了重要支持。

经我国解剖学界和计算机学界专家提议，国家科学技术部和中国科学院有关部门批准，2001 年 1 月 5 日至 7 日，在北京香山召开主题为"中国数字化虚拟人体的科技问题"的香山科学会议。与会专家一致认为，虽然美国已有了世界上第一套人体结构数据，但数据来源于白种人，不完全适合中国人的结构特点，其断面间距为 1mm 和 0.3mm，不够精细，且无法保存断面标本，在光学照片和数码图像上都无法对较小的血管、神经进行辨认。在此背景下，专家认为，中国作为一个拥有 13 亿人口的大国，不能没有自己的可视化人体。这一研究项目，需要人体解剖学、计算机图形、图像学和医学专家协作研究，在获得完整的人体薄层连续断面图像数据集的基础上进行综合研究，建成可视化人体和各种面向应用的虚拟人体模型，为与人体结构有关的领域如现代临床医学、体育、航空航天、汽车撞击、核武器防护、战创伤研究、仿生学、人体器官代用品的研制等提供基础。因此，重庆第三军医大学于2001年揭开了我国数字化虚拟人体研究序幕，并完成了中国数字人成年男女性各一的切片图像数据集，男性数据集共9232个断面、161.56 GB，女性数据集共8556个断面、149.7 GB，使我国成为第三个拥有本国可视化人体数据集的国家。之后，山东大学成功铣削了3套胚胎标本，获得了不同月龄的胚胎数据集。随着科学技术的不断发展，铣削及数据采集设备精度不断提高，不同国家可视人计划数据集特征详见表2-1。

表 2-1　美国、韩国和中国可视人及胚胎计划数据集特征

项目	完成时间	性别	年龄	层厚（mm）	层数	图像分辨率	像素	数据量（GB）
可视化人体计划（Visible Human Project）	1994	男	38 岁	1	1878	2048×1216	2.49	15
	1995	女	59 岁	0.33	5189	2048×1216	2.49	43
可视韩国人计划（Visible Korean Human）	2002	男	33 岁	0.2	8590	3040×2008	6.1	153.7
	2010	女	26 岁	0.2～1	4116	6516×3744	24.4	580
中国可视化人体（Chinese Visible Human）	2002	男	35 岁	0.1～1	2158	3072×2048	6.29	90.65
	2003	女	22 岁	0.25～0.5	3640	3072×2048	6.29	131.04
	2003	男	21 岁	0.1	18398	4064×2704	10.99	1157.23
虚拟中国人（Virtual Chinese Human）	2003	女	19 岁	0.2	8556	3024×2016	6.1	149.7
	2003	男	24 岁	0.2	9232	3024×2016	6.1	161
	2004	女	10 个月	0.1	4265	4256×2848	12.12	53
	2005	男	28 岁	0.2	9320	5440×4080	22.2	1331
数字胚胎（Digital Embryo）	2018		孕 12 周	0.1	1704	26000×16000	41.6	9.84
	2018		孕 17 周	0.1	2270	26000×16000	41.6	10.1
	2018		孕 22 周	0.1	2200	26000×16000	41.6	22
中国学龄前儿童数字化（Chinese Visible Preschool Children）	2019	男	6 岁	0.1	11421	13000×8000	27.4	305

目前对于学龄前男童全身标本的铣削和研究未见报道，仅 2011 年报道成功铣削了 8 岁儿童头部标本，但对于研究儿童整体的发育解剖仍有不足。为更完整、全面地研究儿童各部位形态发育特征，同时建立我国儿童薄层标本数据集并进行可视化研究，为儿童科学发展提供必要的断层解剖基础数据，需要获取完整的我国学龄前儿童数字化数据集。因此，内蒙古医科大学与山东数字人科技股份有限公司数控铣削实验室于 2019 年成功铣削了中国首例儿童标本，共 11421 个断面，数据集 305.6 GB，并将儿童断层图像进行了可视化重建。

二、腧穴解剖学发展简述

针灸学是中医学中的瑰宝，被联合国教科文组织列为人类非物质文化遗产，在全球传统医学、补充替代医学领域中被广泛接受，其中针刺疗法以其操作便捷、适应证广泛、疗效显著、经济实用等特色风靡全球，为世界人民防病治病作出了重要贡献。针灸通过刺激体表腧穴产生疏通经络、协调阴阳、调和气血的作用，从而达到防治疾病的目的，因此腧穴的精准定位是取效的关键。自古以来，医家尤为重视腧穴定位及取穴方法。

在三国时期就出现了腧穴图谱以明确腧穴的位置。据记载，三国时魏国曹翕著有《黄帝十二经明堂偃侧人图》，图中简单地标出少量腧穴的位置，此为腧穴图的雏形。

唐代的针灸医家甄权绘制了《明堂人形图》，以仰人、伏人、侧人三幅图形统编了 349 个腧穴。孙思邈首次明确提出阿是穴的名称并详细阐述其临床应用，同时首次绘制经穴彩图《明堂三人图》（图 2-1）。王焘则将十二经脉分别绘成 12 幅大型彩图（图与人体的比例为 1：2），开启了经络腧穴图谱"多人图"之源。

宋代也是针灸发展的一个重要时代，此时针灸经络图最大的特点是重视经络走行、腧穴定位与解剖之间的关系，图中融入了脏腑图的内容。

元代滑伯仁所著《十四经发挥》，将全身 354 个经穴按经络循行顺序排列，同时附有经穴图（图 2-2）。为体现腧穴定位的准确性，古代明堂图在演变的过程中逐渐增加了脏腑、骨骼、肌肉、神经等内容。

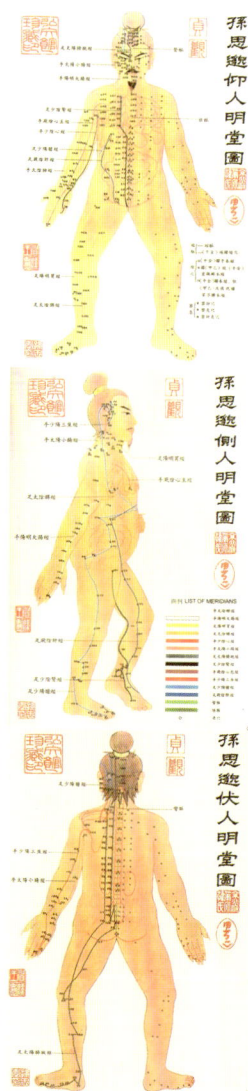

图 2-1 《明堂三人图》

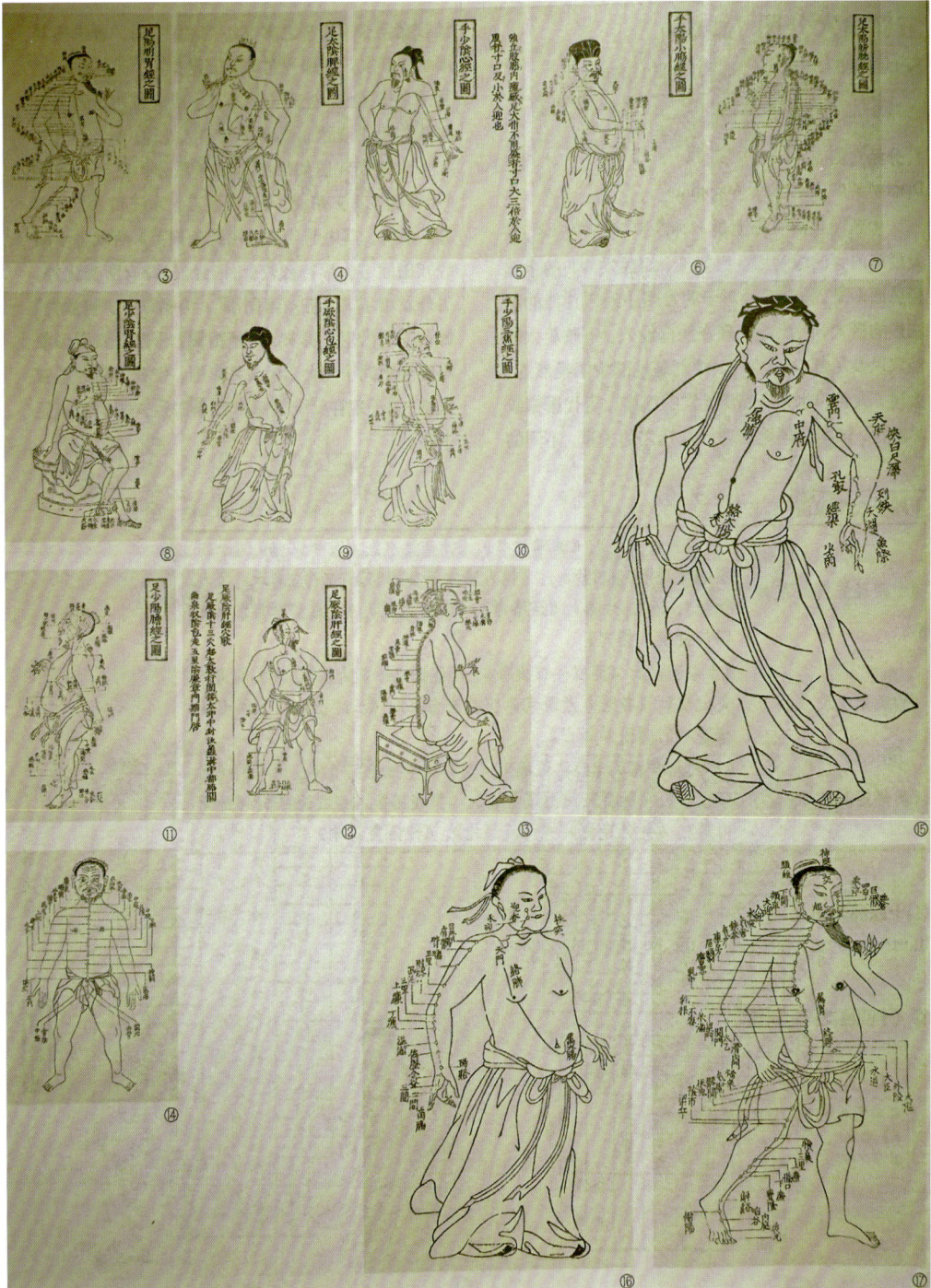

图2-2 《十四经发挥》书影

　　现代明堂图被称为"针灸经穴挂图"。1990年第一套标准针灸经穴挂图由中国中医研究院针灸研究所绘制（图2-3）。随后出现单穴单图、分经腧穴图、分部腧穴图、腧穴解剖图等多样化针灸腧穴图谱。随着影像学、数字医学的发展，针灸腧穴图谱也从平面转化为立体，从体表显示转化为腧穴结构分层显示，以满足针灸研究、教育和临床治疗的需要。

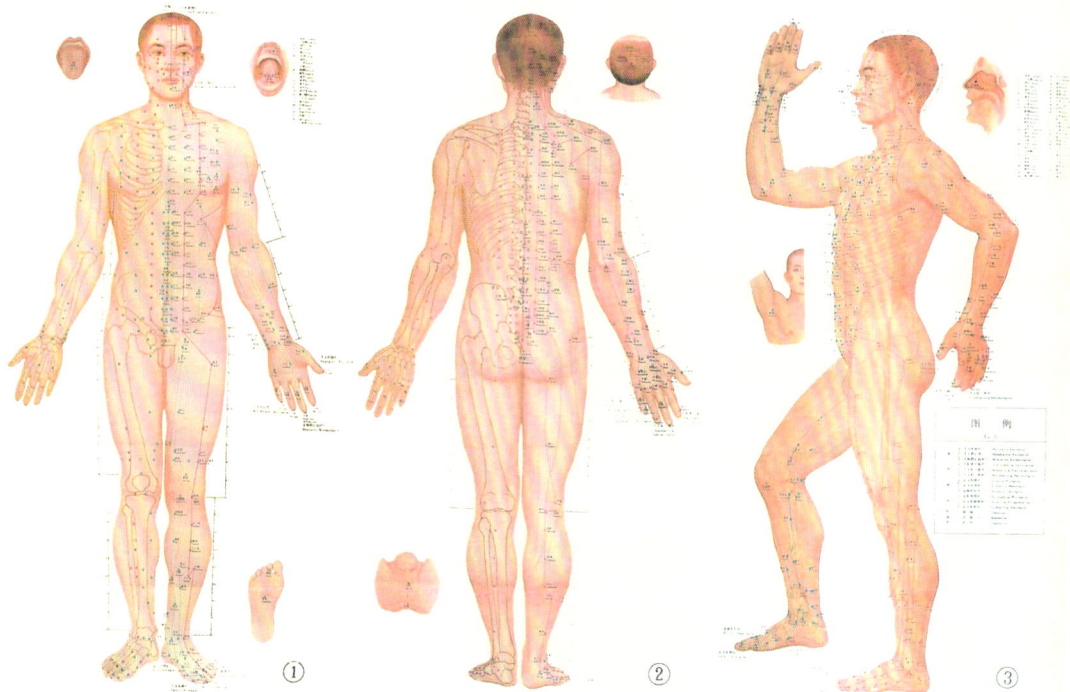

图2-3　标准针灸经穴挂图

针刺安全和医者人体形态结构掌握的熟练度关系密切，《素问·刺禁论》开篇就提道："脏有要害，不可不察。"并对脏器的位置进行了描述："肝生于左，肺藏于右，心部于表，肾治于里，脾为之使，胃为之市。"只有对人体形态结构充分掌握，熟悉局部解剖，避开要害，选择正确的体位与取穴姿势，才能有效地避免针刺不良事件的出现。《黄帝内经素问》还总结了五脏刺禁、血脉刺禁等，提示医者针刺时应避免刺中人体脏腑组织器官而发生危险。历代医家不断地在临床实践中总结针刺时应当禁用或慎用的腧穴，这些腧穴现在被称为"危险腧穴"，其毗邻人体重要脏器或组织，在针刺过程中由于针刺深度或角度不当，易造成针刺意外。然而这些腧穴具有非常好的临床疗效，因此，如何在保证安全的基础上实施针刺疗法治疗疾病是历代医家探究的重要问题之一。

诸多研究表明，腧穴所在部位的局部解剖结构是决定针刺安全的主要因素。现有的解剖学知识和数据通过人体解剖的观察和测量获得，其缺陷在于缺乏某个器官或结构在人体空间中的准确定位（三维测量数据）和立体图像，而器官、结构的准确定位和立体图像是计算机辅助医学的核心技术需求，也是计算医学研究的解剖学基础。因此，建立一套新的人体数字化解剖系统是数字化时代的迫切需求。随着数字化、智能化技术的革新，"数字医学"已成为形态学研究领域的新方向，先进的数字化技术可对以往尸体标本解剖学研究难以实现的内容进行定性、定量测量及模拟实验，借助计算机和图形、图像分析技术，通过对位、配准、分割等一系列图像处理新技术进行三维重建，进而在屏幕上显示高精度三维立体结构。在对腧穴的研究中，科研工作者认为，腧穴的形态结构并非一种或几种组织的简单构成，而是数种组织在空间结构上的整合。余安胜等提出了腧穴的"立体构筑"学说。基于此学说，近年来，学者对腧穴结构进行了三维重建研究，最先采用的方法是对成人标本的局部单个腧穴标注后冷冻，并对局部组织进行断层，继而进行三维重建。余安胜、张海东等分别对内关穴、风府穴、哑门穴的解剖结构进行了三维重建。钟沁等依据经穴断面解剖中的腧穴表述，在中国首例女性数字虚拟人的断层图像上标记腧穴位置，再连接某条经脉上的腧穴点，从而确定经脉的走向，并用表面绘制法获得下肢足阳明胃经、足少阳胆经、足太阳膀胱经在体表循行的三维显示。严振国、邵水金等利用德国汉堡大学基于美国可视化人体数据集开发的三维可视化 Voxel-Man 操作平台，对成人风池穴、环跳穴等危险腧穴进行了三维可视化研究，通过三维影像浏览器，操作者可以立体直观地观看到虚拟的针刺入体内的过程，并观察腧穴与各解剖结构间的三维立体空间位置关系，能多层次、多角度显示腧穴解剖结构和针刺全过程。该技术为提高临床针刺疗效和避免针刺意外事故提供服务，也为针灸教学提供了一个新的、良好的发展契机。

三、三维数字儿童腧穴解剖系统的构建

数字可视人是基于数字超薄断层图像技术实现的，其运用数控冷冻铣削技术，将尸体标本在不破坏正常结构的情况下进行连续铣削，可无损准确地显示不同结构、器官、系统在不同断面的形态及其相互关系，并借助技术手段使其可视化。目前认为，基于冰冻切片的薄层铣削技术结合图像配准技术是一个很有效的解剖学研究途径，这种断面解剖图像能够高分辨率、真彩色、无损地显示人体解剖结构。

（一）标本铣削准备

童尸标本取自然位置，不做人为改变以免破坏内部结构的位置及完整性，经定形、冷冻、包埋后置入 –25℃冷库，冰冻 2 ～ 3 周至完全冻硬。将包埋容器组装起来，用红色细线作为定位点标志物，固定在包埋容器侧面的下两个定位线孔中，两个预紧螺丝将定位线拉紧，使定位线呈紧张绷直状态，完成定位线固定。将已冻硬的标本放入包埋容器内，用 5% 明胶溶液冷冻包埋，调整标本使其位于模具正中位置。将标本容器整体置于 –25℃低温

冷冻库中，保持明胶液面水平，维持 –25℃冷冻库工作温度，密闭冷冻 2 ～ 3 周，直至明胶包埋液完全冻结为"明胶立方冷冻人冰体"。

铣削环境长期处于恒温、恒湿、恒亮状态；全程制冷控制，制冷风机设定为 –25℃；有 4 个 LED 光源，常亮。在相对密闭、–25℃恒温的实验室中，用卧式数控铣床进行铣削；铣床机床置于低温实验室内，通过室外控制台的操作系统进行主轴数控；铣床型号为汉川 XK2408B，铣削精度 0.1mm（图 2-4）。

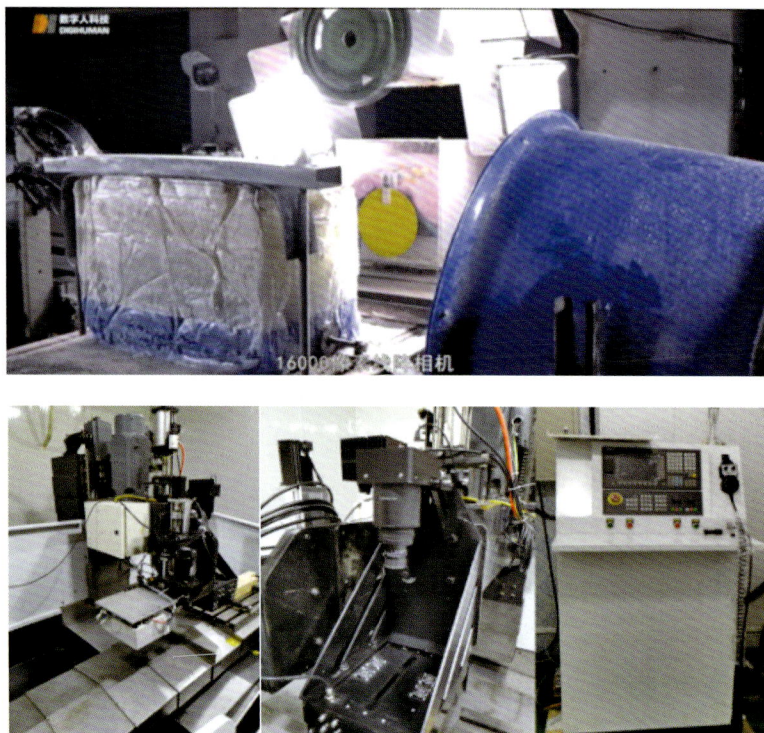

图 2-4　铣削车间里的数控铣床、高清扫描数码相机等仪器设备

（二）薄层数据集的采集及图像获取

将冰冻好的明胶立方冷冻人冰体连同模具从低温冻库中取出，将冰块包埋体置于低温实验室铣床平台上，上方、下方用专用夹具固定，两侧用定位夹具夹持防止移位。使用闭环数控操作系统进行无锯无损、从脚到头顺序地逐层铣削，厚度设定为 0.1mm。铣削过程中逐层数码拍照。低温实验室外的摄像操控电脑通过数据线与数码相机相连，控制数码图像的获取，扫描相机型号为 Rencay16k³Scanback，分辨率为 13000×8000 像素。完成标本断面图像的数字化格式储存和转换，记录图像参数，将铣削数据转化为二维数据集，获得中国首例学龄前男童连续超薄断层高精度图像数据集（图 2-5）。

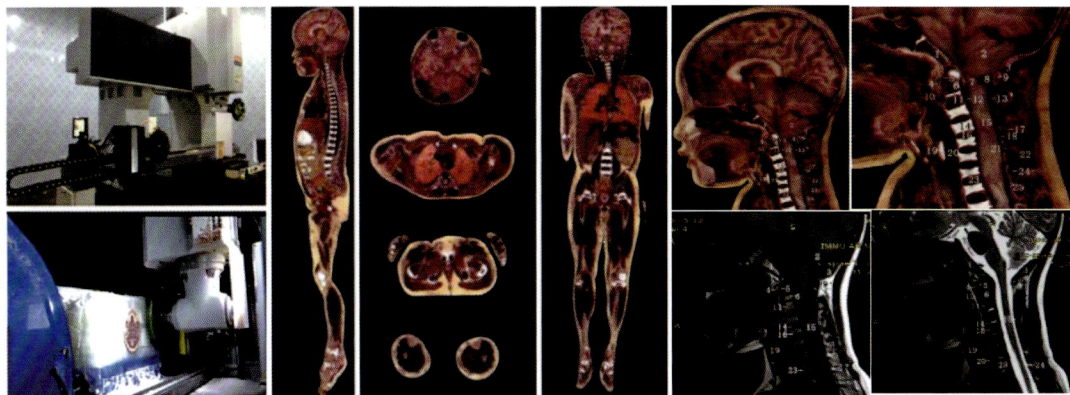

图 2-5　学龄前男童连续超薄断层高精度图像数据集的建立

（三）三维模型的构建

以学龄前男童连续超薄断层高精度图像数据集为基础进行格式转换，逐层对目标结构勾勒详细轮廓，分割并生成独立的各结构分割数据集。使用三维重建软件 Digihuman Reconstruction System 将手动分割完成的结构进行提取，分别创建独立的文件夹，进而完成三维重建。重建完成的目标结构数据以 OBJ 格式保存，导入软件进行模型检查并完成三维空间旋转观测，确定目标结构整体轮廓的大致完整性及基本形态结构。为确保重建模型的解剖位置的正确性和细节的完整性，将各独立结构运用软件进行精细调整和修改粗糙度轮廓位置，然后观察各结构之间的解剖位置关系，并对整体三维模型标以不同颜色，本图谱仅使用了儿童皮肤及骨的三维模型。

（四）构建三维数字儿童腧穴解剖系统

三维数字儿童腧穴解剖系统依据并参考《经穴名称与定位》（GB/T 12346—2021），以及《经络腧穴学》《腧穴解剖学》等书籍，收集整理常用腧穴的名称（在重点腧穴的名称旁加 * 号）、定位、局部解剖、进针层次等内容，形成腧穴数据库。

依据《经穴名称与定位》（GB/T 12346—2021），按照腧穴体表标志定位法及骨度分寸法，在儿童数字化三维模型上进行腧穴定位，并用绿色小球标注腧穴。此次研究基于真实儿童断层解剖图像，通过三维重建技术建立儿童数字三维虚拟解剖模型，结合儿童腧穴特点及相关腧穴知识，通过软件建立虚拟环境，设计三维数字儿童腧穴解剖系统（图 2-6）。该系统可显示儿童腧穴在体表的立体定位及腧穴与二维、三维解剖结构的关系，实现我国儿童连续超薄解剖标本数据集三维立体重建，构建含有皮肤和骨的数字化模型，在模型上标注腧穴位置并做皮肤透明化显示，将腧穴位置与相应断层解剖图片相匹配，使学习者可以更好地从整体到局部再到断面理解三者间的空间位置关系。

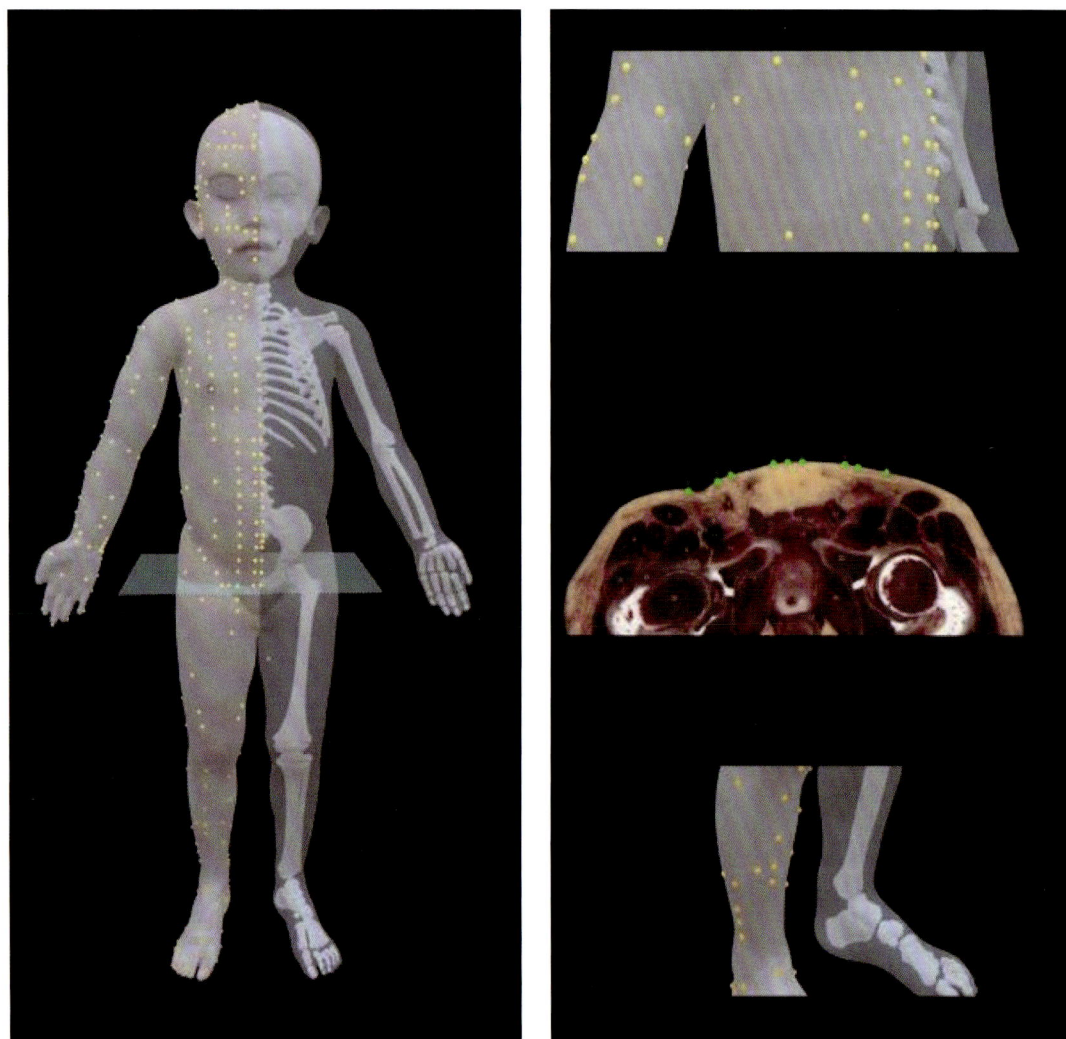

图 2-6　三维数字儿童腧穴解剖系统

四、数字儿童腧穴的定位方法

数字儿童腧穴的定位方法参照《经穴名称与定位》（GB/T 12346—2021）及《经络腧穴学》。本图谱中数字儿童腧穴主要采用体表解剖标志定位法和"骨度"折量定位法进行定位。

（一）体表解剖标志定位法

体表解剖标志定位是以体表解剖学的各种体表标志为依据来确定腧穴定位的方法。体表解剖标志可分为固定标志和活动标志。本图谱中的数字儿童腧穴定位主要以固定体表解剖标志为依据。如大椎穴在第七颈椎棘突下（图2-7）；膻中穴在两乳头连线的中点（图2-8）。

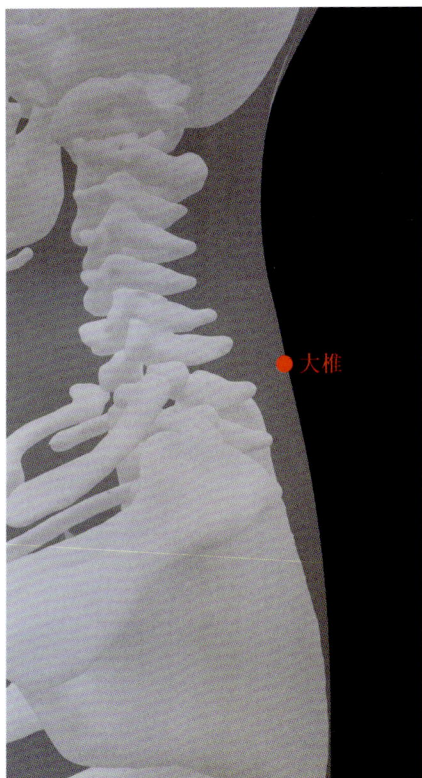

图 2-7　大椎穴

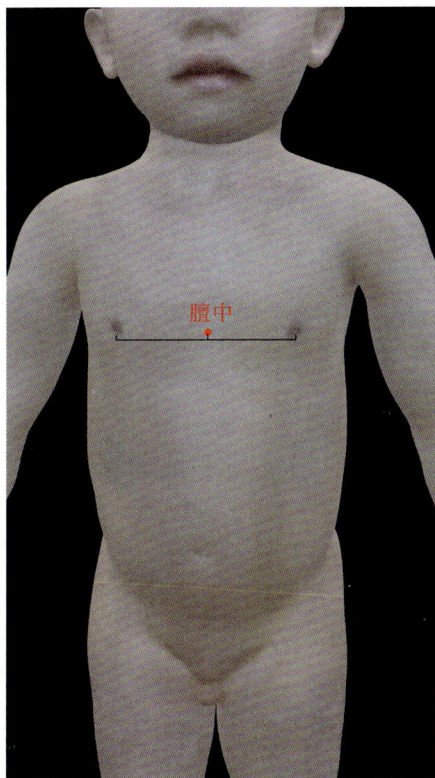

图 2-8　膻中穴

（二）"骨度"折量定位法

"骨度"折量定位法是以体表骨节为主要标志折量全身各部的长度和宽度，定出分寸，并以此作为腧穴定位的标准（图2-9）。如关元穴定位为脐中下3寸前正中线上，依据骨度分寸，脐中至耻骨联合上缘为5寸，将其5等分，关元穴位于脐下3等分处（图2-10）。外关穴在腕背侧远端横纹上2寸，尺骨与桡骨间隙中点，取穴时依据骨度分寸从腕背侧远端横纹到尺骨鹰嘴为12寸，将其12等分，外关穴在2等分处，位于尺骨与桡骨间隙中点（图2-11）。

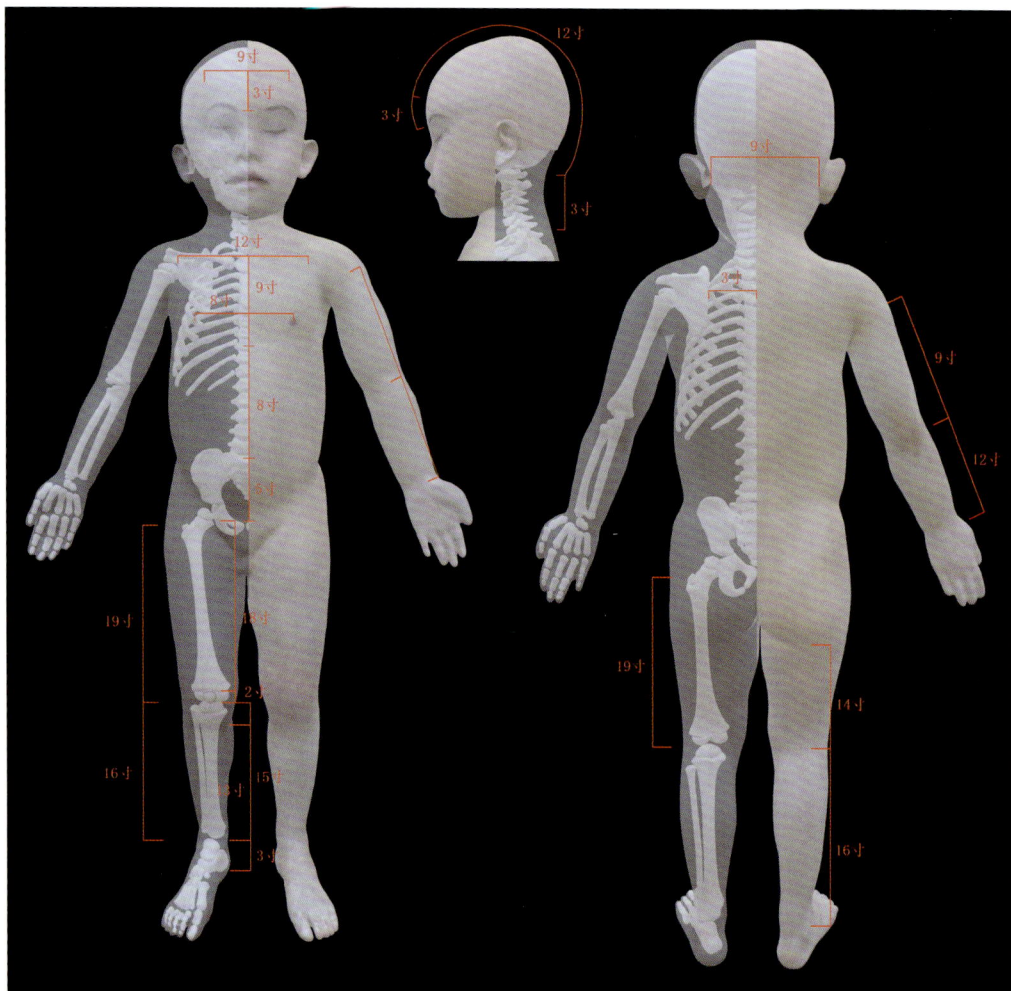

图 2-9 "骨度"折量定位

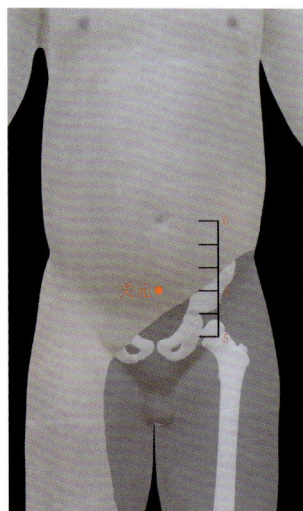

图 2-10 关元穴

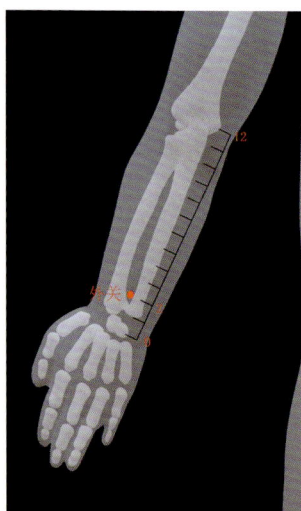

图 2-11 外关穴

五、数字儿童所选腧穴整体图

数字儿童模型体表选取 254 个腧穴（图 2-12）。其中头颈部 55 个腧穴，胸部 21 个腧穴，腹盆部 48 个腧穴，背部 52 个腧穴，上肢部 36 个腧穴，下肢部 42 个腧穴。

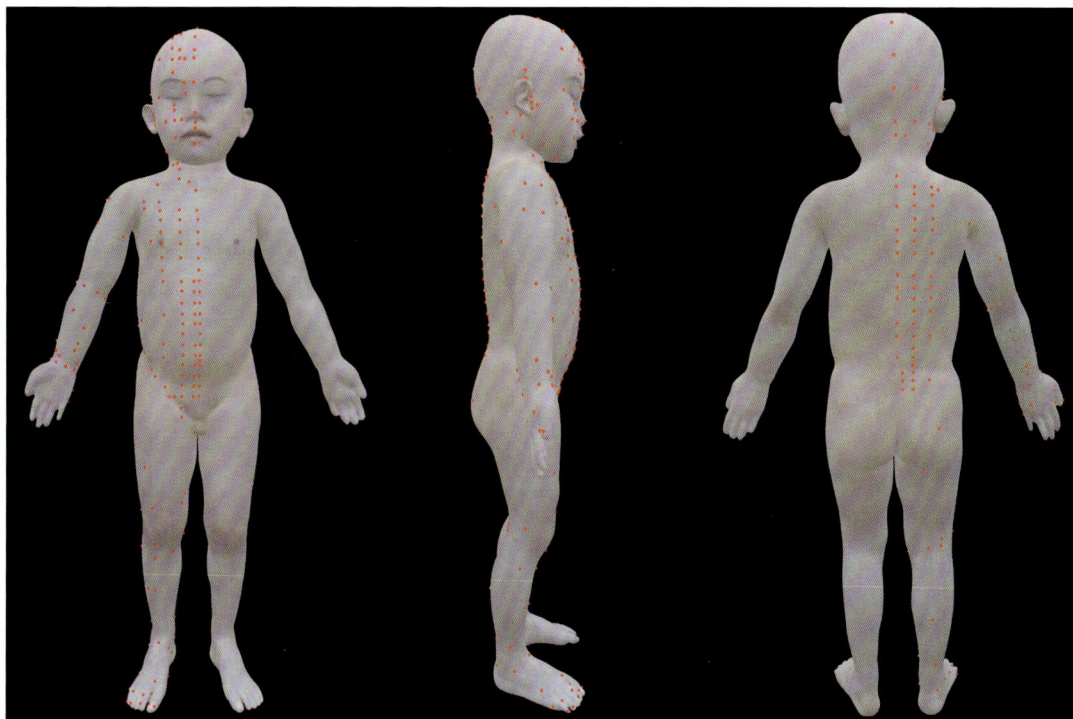

图 2-12　数字儿童模型体表腧穴

（李琨、奥晓静）

参考文献

［1］Ackerman MJ.The visible human project: a resource for education［J］.Acad Med, 1999, 74 (3): 667-670.

［2］Spitzer VM, Whitlock DG.The visible human dataset: the anatomical platform for human simulation［J］.Anat Rec (New Anat), 1998, 253 (2): 49-57.

［3］Spitzer V, Ackerman MJ, Scherzinger AL, et al. The Visible Human male: a technical report［J］.J Am Med Inform Assoc, 1996, 25, 3 (2): 118-130.

［4］Spitzer VM, Scherzinger AL.Virtual anatomy: an anatomist's playground［J］.Clin Anat, 2006, 114, 19 (3): 192-203.

［5］Park JS, Jung YW, Choi HD, et al. VK-phantom male with 583 structures and female with 459 structures, based on the sectioned images of a male and a female, for computational dosimetry［J］.Radiat Res (Tokyo), 2018, 59 (3): 338-380.

［6］Park JS, Jung YW, Lee JW, et al. Generating useful images for medical applications from the Visible Korean Human［J］.Computer Methods Programs Biomed, 2008, 92 (3): 257-266.

［7］Jim YK, Chung MS, Hwang WS, et al. Visible Korean Human: another trial for making serially sectioned images［J］.Stud Health Technol Inform, 2002, 85: 228-233.

［8］Zhang SX, Heng PA, Liu ZJ, et al.Creation of the Chinese Visible Human data set［J］. Anat Rec B New Anat, 2003, 275 (1): 190-195.

［9］Tang L, Chung MS, Liu Q, et al. Advanced features of whole body sectioned images: Virtual Chinese Human［J］.Clin Anat, 2010, 23 (5): 523-529.

［10］Zhang SX, Heng PA, Liu ZJ. Chinese Visible Human Project［J］. Clin Anat, 2006, 19 (3): 204-215.

［11］徐雪彬，王星，李琨，等.中国学龄前男童连续薄层标本数据集建立及可视化［J］.解剖学报，2020，51（06）：924-928.

［12］芦芸，薛昊，金传阳，等.从《刺禁论》到《针灸禁忌》——早期针刺安全规范的形成［J］.中国针灸，2018，38（12）：1353-1356.

［13］刘玉书.针刺事故救治与预防［M］.北京：中医古籍出版社，1998.

［14］杨占林.针刺损伤脑脊髓及其预防［J］.中医药研究，1987，3（5）：30-33.

［15］朱望太，李新锁，张永涛，等.针灸致心脏破裂死亡1例［J］.法医学杂志，2008，24（4）：312.

［16］严振国，白娟，邵水金，等.危险穴位针刺深度与角度的研究［J］.中国针灸，2004，24（11）：769-772.

［17］余安胜，赵英侠，严振国，等.足三里穴巨微结构形态观察［J］.针刺研究，1998，23（1）：76-79.

［18］余安胜，赵英侠，李西林，等.内关穴的三维图像重构形态学研究［J］.上海针灸杂志，1996，5（1）：30-31.

［19］张海东，余安胜，李凤梅，等 . 风府穴解剖结构的三维重建研究［J］. 针刺研究，2003，28（1）：58–61.

［20］张海东，余安胜，严振国，等 . 哑门穴区解剖结构的三维重建［J］. 第四军医大学学报，2003，24（19）：1818–1820.

［21］钟沁，罗述谦 . 基于首例中国女性数字人的经穴三维重建［J］. 首都医科大学学报，2004，25（3）：281–283.

［22］刘红菊，赵静，严振国，等 . 基于虚拟人技术的风池穴可视化研究［J］. 针刺研究，2004，29（4）：282–285.

［23］邵水金，严振国，庄天戈，等 . 基于 VOKEL–MAN 平台的危险穴位可视化研究［J］. 上海针灸杂志，2007，26（6）：34–36.

［24］刘延祥，严振国，郭义，等 . 环跳穴进针角度和深度的三维可视化研究［J］. 中国针灸，2012，32（10）：897–900.

［25］黄龙祥，赵京生，武晓东，等 . 经穴名称与定位（GB/T 12346—2021）［M］. 北京：中国中医科学院针灸研究所，2021.

［26］沈雪勇，刘存志 . 经络腧穴学［M］. 北京：中国中医药出版社，2021.

［27］邵水金 . 腧穴解剖学［M］. 北京：中国中医药出版社，2023.

第三章

数字儿童腧穴断层解剖图

第一节   头颈部腧穴断层解剖图

本章重点腧穴以星号 * 标注。

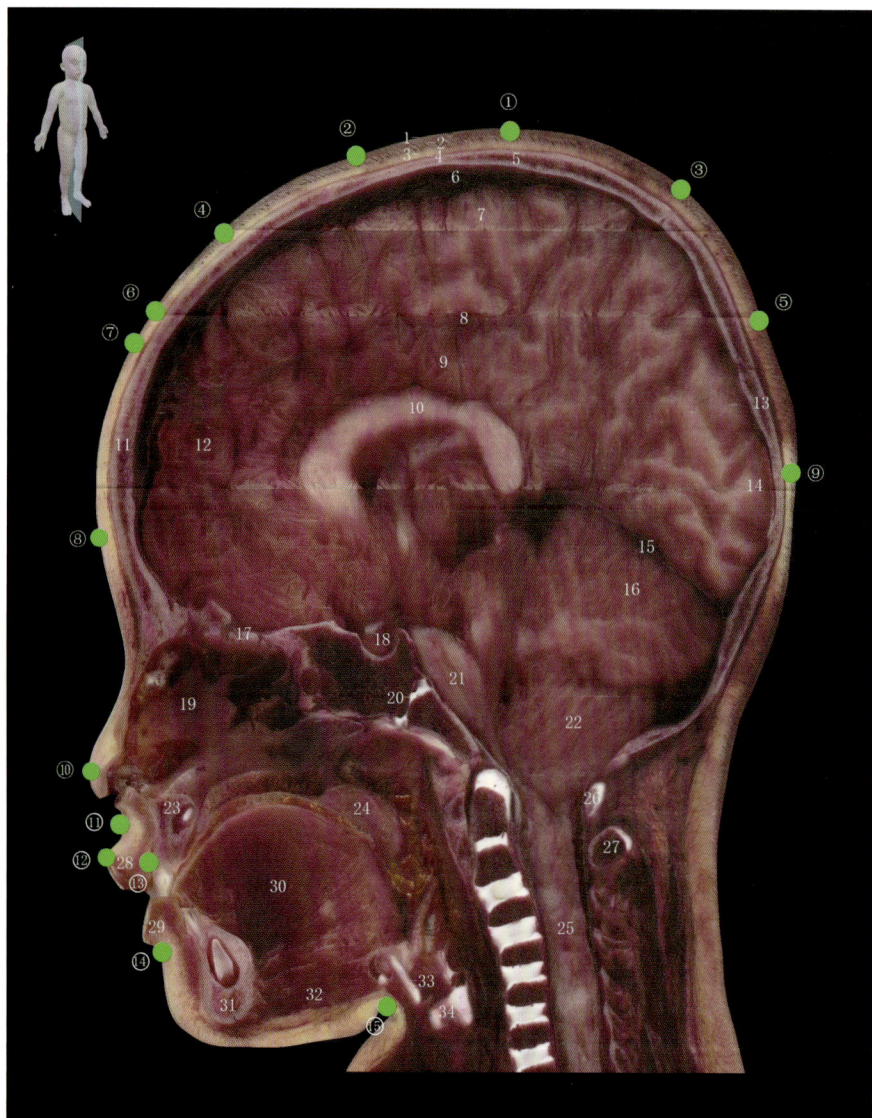

经人中腧穴立体解
剖结构演示视频

▶▶ 腧穴

① 百会 * Bǎihuì（GV20）
② 前顶 Qiándǐng（GV21）
③ 后顶 Hòudǐng（GV19）
④ 囟会 Xìnhuì（GV22）
⑤ 强间 Qiángjiān（GV18）
⑥ 上星 * Shàngxīng（GV23）
⑦ 神庭 * Shéntíng（GV24）
⑧ 印堂 Yìntáng（GV24+）
⑨ 脑户 Nǎohù（GV17）
⑩ 素髎 Sùliáo（GV25）
⑪ 水沟（人中）* Shuǐgōu（Rénzhōng）（GV26）
⑫ 兑端 Duìduān（GV27）
⑬ 龈交 Yínjiāo（GV28）
⑭ 承浆 * Chéngjiāng（CV24）
⑮ 廉泉 * Liánquán（CV23）

▶▶ 结构

1. 皮肤 skin
2. 皮下组织 subcutaneous tissue
3. 帽状腱膜 galea aponeurotica
4. 腱膜下间隙 subaponeurotic space
5. 顶骨 parietal bone
6. 上矢状窦 superior sagittal sinus
7. 中央旁小叶 paracentral lobule
8. 扣带沟 cingulate sulcus
9. 扣带回 cingulate gyrus
10. 胼胝体 corpus callosum
11. 额骨 frontal bone
12. 额叶 frontal lobe
13. 枕骨 occipital bone
14. 枕叶 occipital lobe
15. 小脑幕 tentorium of cerebellum
16. 小脑半球 cerebellar hemisphere
17. 筛板 cribriform plate
18. 垂体 hypophysis
19. 鼻中隔 nasal septum
20. 蝶枕联合软骨 spheno-occipital synchondrosis
21. 脑桥 pons
22. 小脑扁桃体 amygdala cerebelli
23. 上颌骨 maxilla
24. 软腭 soft palate
25. 脊髓 spinal cord
26. 寰椎后弓 arcus posterior atlantis
27. 枢椎棘突 spinous process of axis
28. 上唇 upper lip
29. 下唇 lower lip
30. 颏舌肌 genioglossus
31. 下颌骨 mandible
32. 颏舌骨肌 geniohyoid
33. 甲状软骨 thyroid cartilage
34. 环状软骨 circular cartilage

图 3-1-1　经百会、前顶、后顶等腧穴断层解剖图（矢状面）

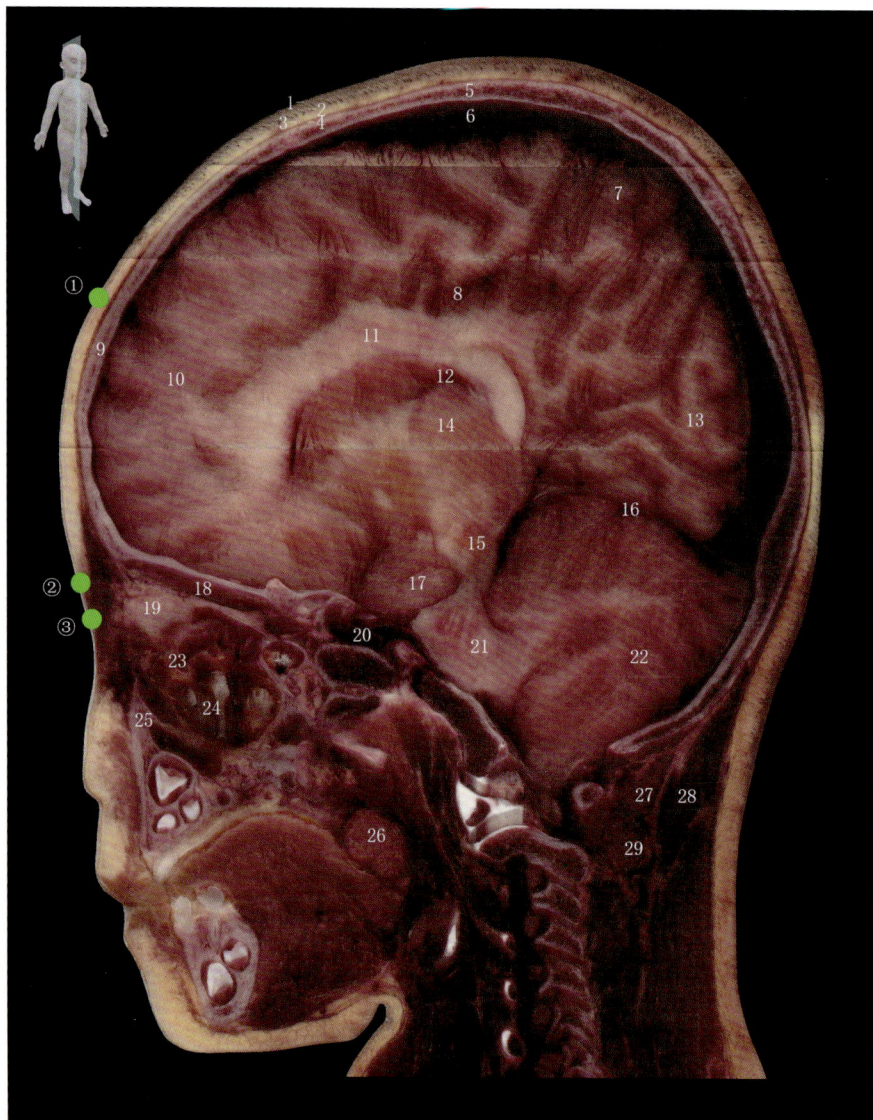

▶▶ 腧穴

① 眉冲 Méichōng（BL3）
② 攒竹 * Cuánzhú（BL2）
③ 睛明 * Jīngmíng（BL1）

▶▶ 结构

1. 皮肤 skin
2. 皮下组织 subcutaneous tissue
3. 帽状腱膜 galea aponeurotica
4. 腱膜下间隙 subaponeurotic space
5. 顶骨 parietal bone

6. 上矢状窦 superior sagittal sinus
7. 顶叶 parietal lobe
8. 扣带回 cingulate cortex
9. 额骨 frontal bone
10. 额叶 frontal lobe
11. 胼胝体 corpus callosum
12. 第三脑室 third ventricle
13. 枕叶 occipital lobe
14. 背侧丘脑 dorsal thalamus
15. 大脑脚 cerebral peduncle
16. 小脑幕 tentorium of cerebellum
17. 海马旁回 parahippocampal gyrus

18. 上睑提肌 levator palpebrae
19. 眶脂体 adipose body of orbit
20. 颈内动脉 internal carotid artery
21. 脑桥 pons
22. 小脑 cerebellum
23. 筛窦 parietal sinus
24. 上颌窦 maxillary sinus
25. 上颌骨 maxilla
26. 扁桃体 tonsil
27. 头上斜肌 obliquus capitis superior
28. 头半棘肌 semispinalis capitis
29. 头下斜肌 obliquus capitis inferior

图 3-1-2　经眉冲、攒竹、睛明腧穴断层解剖图（矢状面）

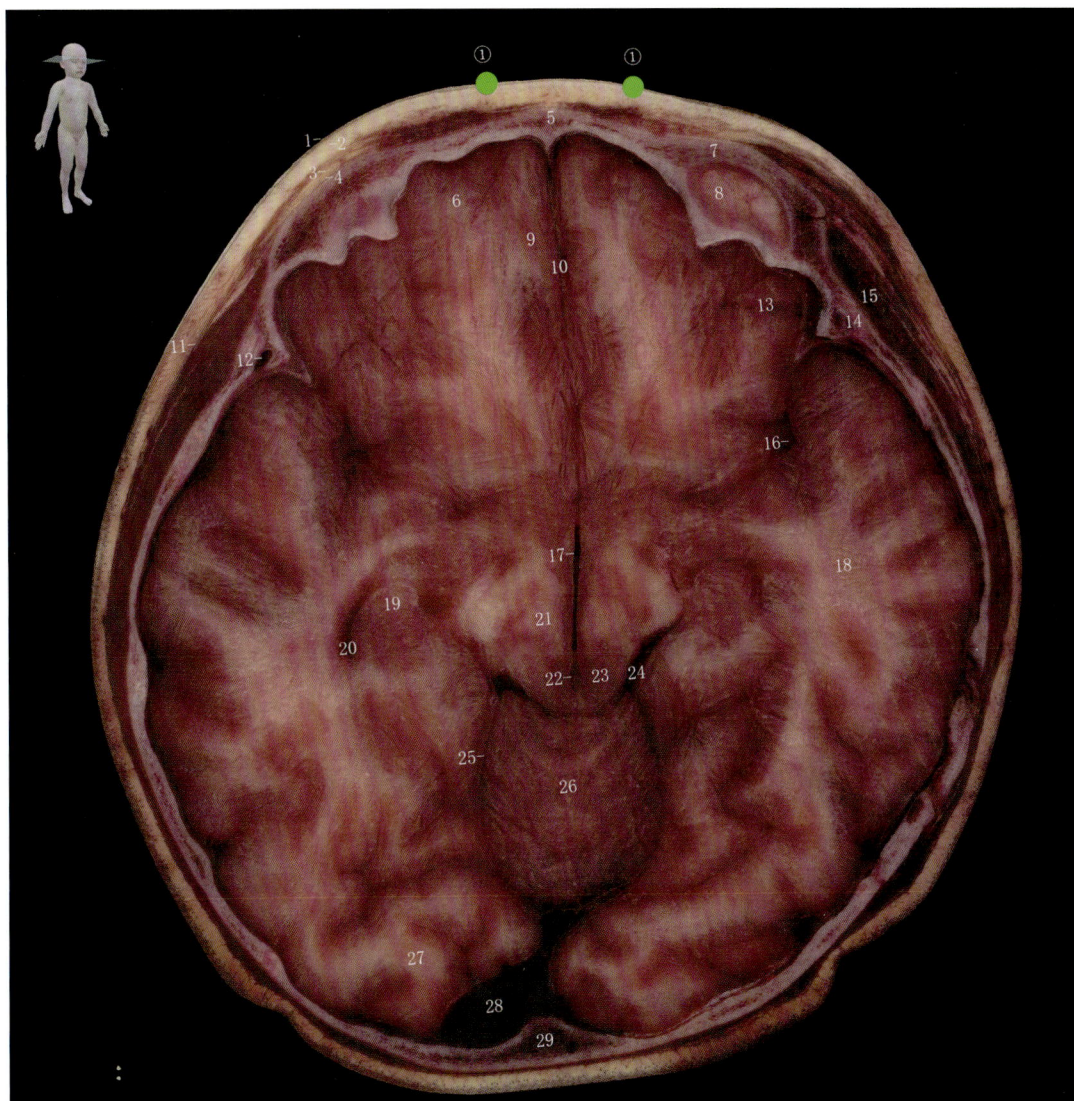

腧穴

① 攒竹 * Cuánzhú（BL2）

结构

1. 皮肤 skin
2. 皮下组织 subcutaneous tissue
3. 帽状腱膜 galea aponeurotica
4. 腱膜下间隙 subaponeurotic space
5. 额骨 frontal bone
6. 额上回 superior frontal gyrus
7. 眉弓 eyebrow arch
8. 额窦 frontal sinus
9. 额内侧回 medial frontal gyrus
10. 大脑镰 cerebral falx
11. 颞筋膜 temporal fascia
12. 脑膜中动脉 middle meningeal artery
13. 额中回 middle frontal gyrus
14. 蝶骨 sphenoid bone
15. 颞肌 temporal muscle
16. 外侧沟 lateral sulcus
17. 第三脑室 third ventricle
18. 颞叶 temporal lobe
19. 海马 hippocampus
20. 侧脑室下角 Inferior horn of lateral ventricle
21. 中脑 midbrain
22. 中脑水管 mesencephalic aqueduct
23. 下丘 inferior colliculus
24. 环池 cistern ambiens
25. 小脑幕 tentorium of cerebellum
26. 小脑 cerebellum
27. 枕叶 occipital lobe
28. 窦汇 torcular
29. 枕内隆凸 internal occipital protuberance

图 3-1-3　经攒竹腧穴断层解剖图（横断面）

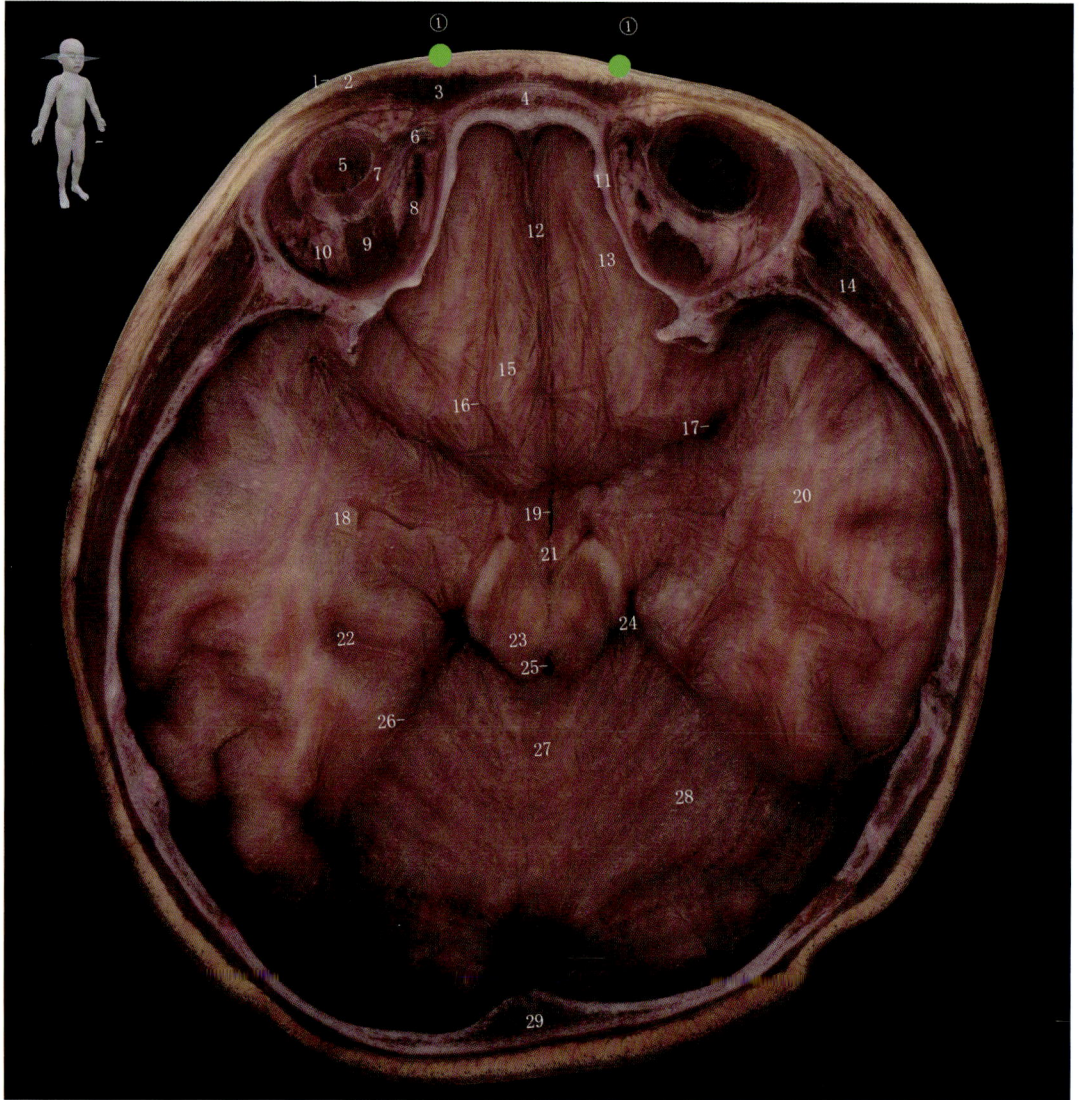

>> 腧穴

① 睛明 * Jīngmíng（BL1）

>> 结构

1. 皮肤 skin
2. 皮下组织 subcutaneous tissue
3. 眼轮匝肌 orbicularis oculi muscle
4. 额骨 frontal bone
5. 眼球 eyeball
6. 滑车 pulley
7. 上斜肌 superior oblique muscle
8. 内直肌 medial rectus muscle
9. 上直肌 superior rectus muscle
10. 眶脂体 adipose body of orbit
11. 眶内侧壁 medial orbital wall
12. 大脑镰 cerebral falx
13. 眶回 orbital gyrus
14. 颞肌 temporal muscle
15. 直回 straight gyrus
16. 嗅束沟 olfactory sulcus
17. 外侧沟 lateral sulcus
18. 海马 hippocampus
19. 第三脑室 third ventricle
20. 颞叶 temporal lobe
21. 乳头体 mamillary body
22. 侧副沟 collateral sulcus
23. 红核 red nucleus
24. 环池 cistern ambiens
25. 中脑水管 mesencephalic aqueduct
26. 小脑幕 tentorium
27. 小脑蚓 vermis
28. 小脑半球 cerebellar hemisphere
29. 枕内隆凸 internal occipital protuberance

图 3-1-4　经睛明腧穴断层解剖图（横断面）

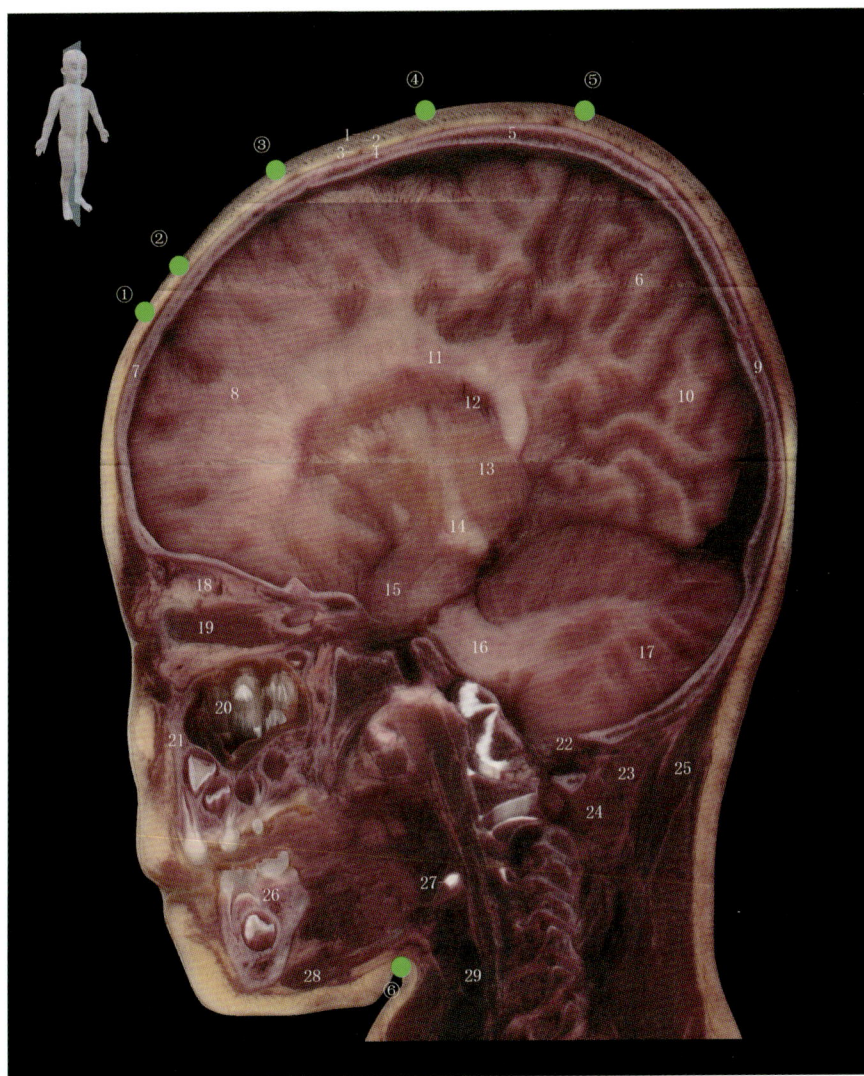

经人迎腧穴立体解剖结构演示视频

▶▶ 腧穴

① 曲差 Qūchā（BL4）
② 五处 Wǔchù（BL5）
③ 承光 Chéngguāng（BL6）
④ 通天 Tōngtiān（BL7）
⑤ 络却 Luòquè（BL8）
⑥ 人迎 * Rényíng（ST9）

▶▶ 结构

1. 皮肤 skin
2. 皮下组织 subcutaneous tissue
3. 帽状腱膜 galea aponeurotica
4. 腱膜下间隙 subaponeurotic space
5. 顶骨 parietal bone
6. 楔前叶 anterior cuneiform lobe
7. 额骨 frontal bone
8. 额叶 frontal lobe
9. 枕骨 occipital bone
10. 楔叶 cuneus
11. 胼胝体 corpus callosum
12. 第三脑室 third ventricle
13. 背侧丘脑 dorsal thalamus
14. 内囊 internal capsule
15. 钩 hook
16. 小脑中脚 middle cerebellar peduncle
17. 小脑 cerebellum
18. 眶脂体 adipose body of orbit
19. 外直肌 rectus lateralis
20. 上颌窦 maxillary sinus
21. 上颌骨 maxilla
22. 枕骨大孔 foramina magnum
23. 头上斜肌 obliquus capitis superior
24. 头下斜肌 obliquus capitis inferior
25. 夹肌 splenius
26. 下颌骨 mandible
27. 舌骨 hyoid bone
28. 下颌舌骨肌 mylohyoid
29. 颈内静脉 internal carotid vein

图 3-1-5 经曲差、五处、承光等腧穴断层解剖图（矢状面）

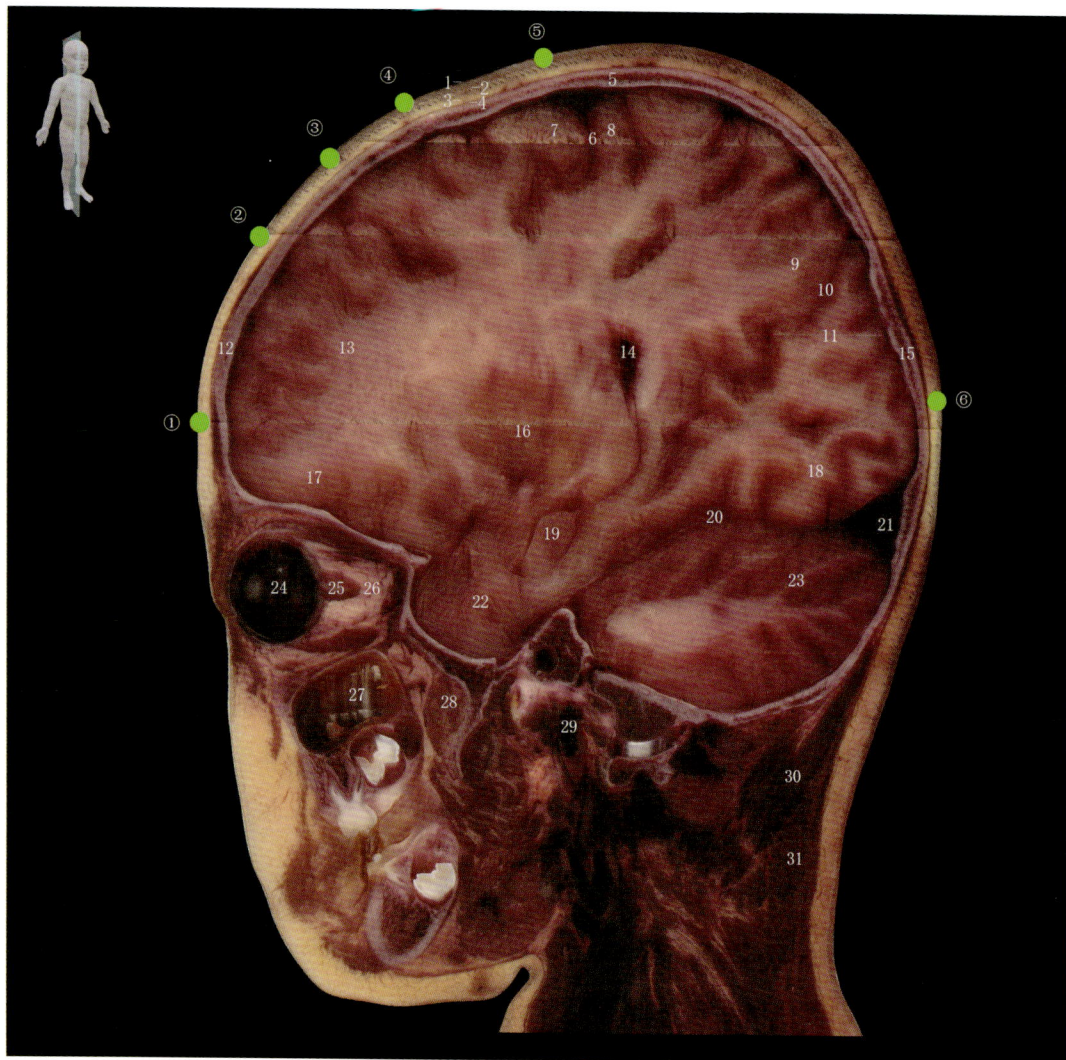

▶▶ 腧穴

① 阳白 Yángbái（GB14）

② 头临泣 Tóulínqì（GB15）

③ 目窗 Mùchuāng（GB16）

④ 正营 Zhèngyíng（GB17）

⑤ 承灵 Chénglíng（GB18）

⑥ 脑空 Nǎokōng（GB19）

▶▶ 结构

1. 皮肤 skin

2. 皮下组织 subcutaneous tissue

3. 帽状腱膜 galea aponeurotica

4. 腱膜下间隙 subaponeurotic space

5. 顶骨 parietal bone

6. 中央沟 central sulcus

7. 中央前回 precentral gyrus

8. 中央后回 postcentral gyrus

9. 楔前叶 precuneus

10. 顶枕沟 parietooccipital sulcus

11. 楔叶 cuneus

12. 额骨 frontal bone

13. 额叶 frontal lobe

14. 侧脑室三角部 trigone of lateral ventricles

15. 枕骨 occipital bone

16. 壳 shell

17. 眶回 orbital gyrus

18. 舌回 lingual gyrus

19. 钩 hook

20. 小脑幕 tentorium

21. 横窦 transverse sinus

22. 颞叶 temporal lobe

23. 小脑 cerebellum

24. 眼球 eyeball

25. 视神经 optic nerve

26. 眶脂体 adipose body of orbit

27. 上颌窦 maxillary sinus

28. 翼外肌 lateral pterygoid muscle

29. 颈内动脉 internal carotid artery

30. 头夹肌 splenius capitis

31. 斜方肌 trapezius

图 3-1-6　经阳白、头临泣、目窗等腧穴断层解剖图（矢状面）

34

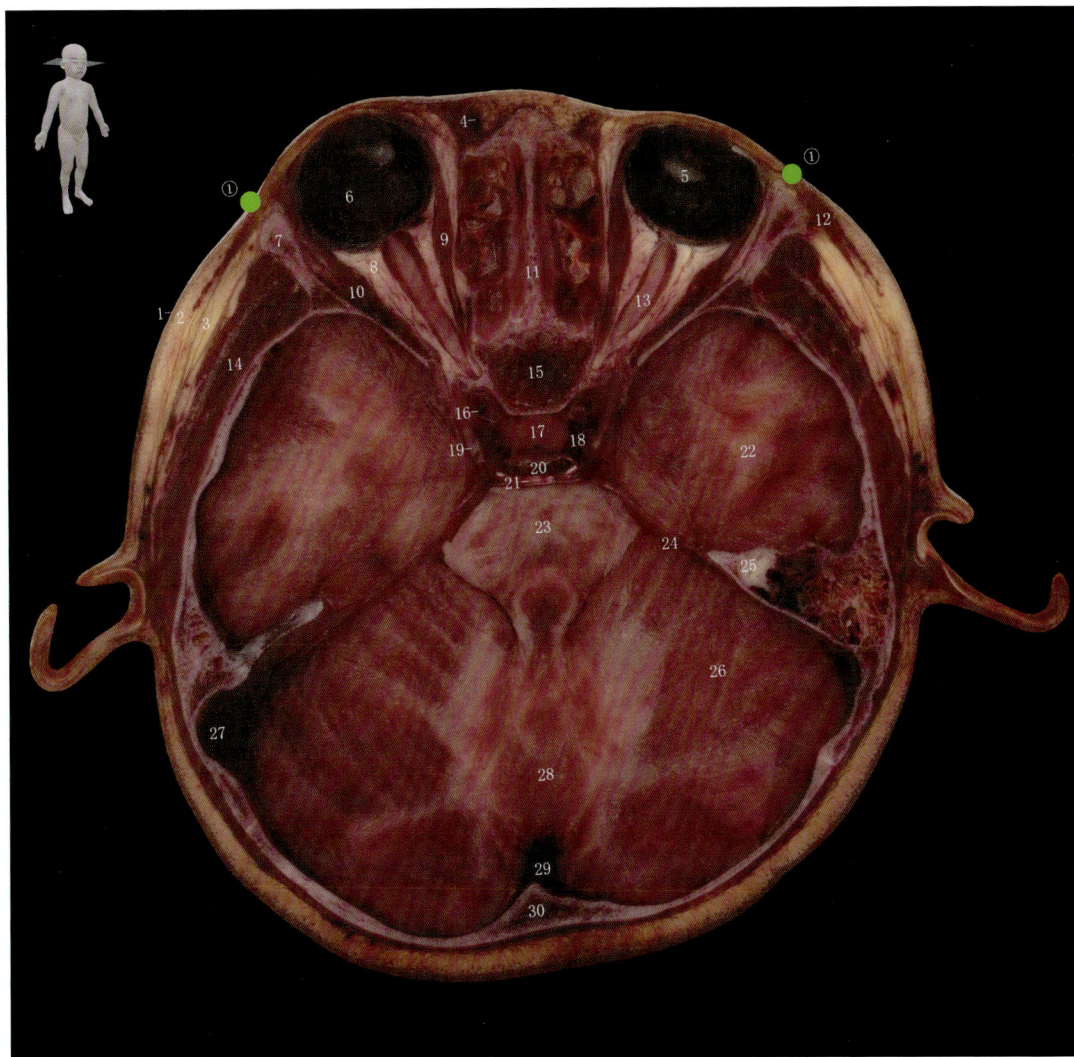

>> 腧穴

① 瞳子髎* Tóngzǐliáo（GB1）

>> 结构

1. 皮肤 skin
2. 皮下组织 subcutaneous tissue
3. 颞筋膜 temporal fascia
4. 内眦动、静脉 angular artery and vein
5. 晶状体 lens
6. 眼球 eyeball
7. 眶外侧壁 lateral wall of orbit
8. 眶脂体 adipose body of orbit

9. 内直肌 medial rectus muscle
10. 外直肌 lateral rectus muscle
11. 鼻中隔 nasal septum
12. 眼轮匝肌 orbicularis oculi muscle
13. 视神经 optic nerve
14. 颞肌 temporal muscle
15. 蝶窦 sphenoidal sinus
16. 颈内动脉 internal carotid artery
17. 垂体 pituitary gland
18. 海绵窦 cavernous sinus
19. 动眼神经 oculomotor nerve
20. 鞍背 dorsum sella

21. 基底动脉 basilar artery
22. 颞叶 temporal lobe
23. 脑桥 pons
24. 小脑幕 tentorium
25. 颞骨岩部 petrous part of temporal bone
26. 小脑半球 cerebellar hemisphere
27. 乙状窦 sigmoid sinus
28. 蚓锥体 pyramid of vermis
29. 窦汇 torcular
30. 枕内隆凸 internal occipital protuberance

图 3-1-7　经瞳子髎腧穴断层解剖图（横断面）

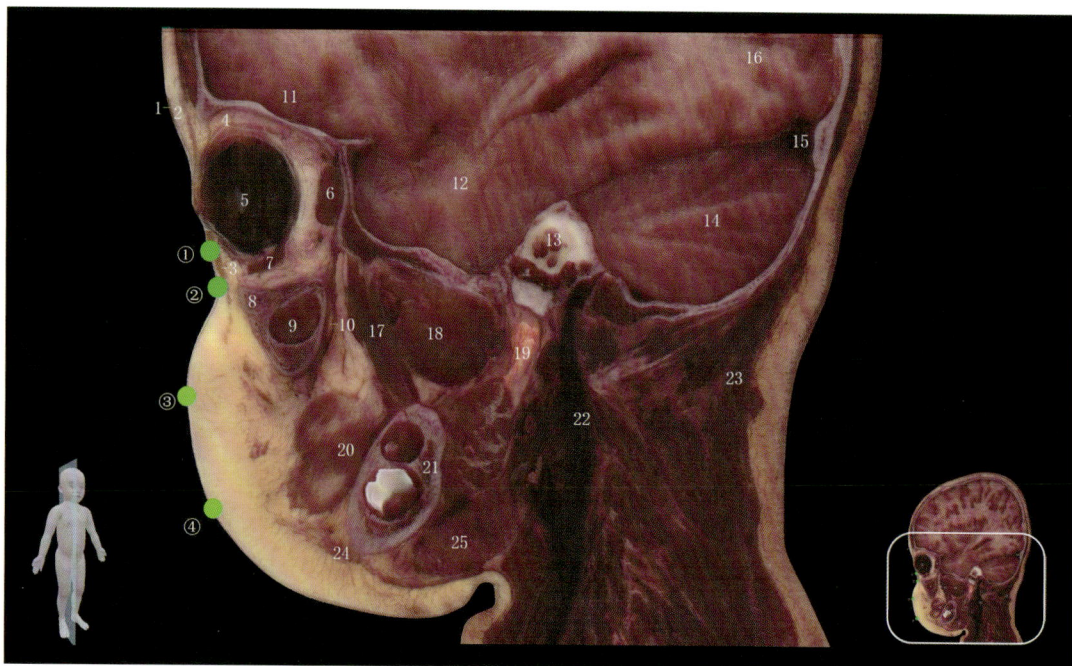

▶▶ 腧穴

① 承泣 * Chéngqì（ST1）

② 四白 * Sìbái（ST2）

③ 巨髎 Jùliáo（ST3）

④ 地仓 * Dìcāng（ST4）

▶▶ 结构

1. 皮肤 skin

2. 皮下组织 subcutaneous tissue

3. 眼轮匝肌 orbicularis oculi muscle

4. 眶脂体 adipose body of orbit

5. 眼球 eyeball

6. 外直肌 lateral rectus muscle

7. 下斜肌 inferior oblique muscle

8. 上颌骨 maxilla

9. 上颌窦 maxillary sinus

10. 眶下神经 infraorbital nerve

11. 眶回 orbital gyrus

12. 颞叶 temporal lobe

13. 中耳鼓室 tympanic cavity

14. 小脑 cerebellum

15. 横窦 transverse sinus

16. 舌回 lingual gyrus

17. 翼内肌 medial pterygoid muscle

18. 翼外肌 lateral pterygoid muscle

19. 腭扁桃体 palatine tonsil

20. 颊肌 buccinator muscle

21. 下颌骨 mandible

22. 颈内静脉 internal carotid vein

23. 竖脊肌 erector spinae

24. 口轮匝肌 orbicularis oris muscle

25. 下颌下腺 submandibular gland

图 3-1-8 经承泣、四白、巨髎等腧穴断层解剖图（矢状面）

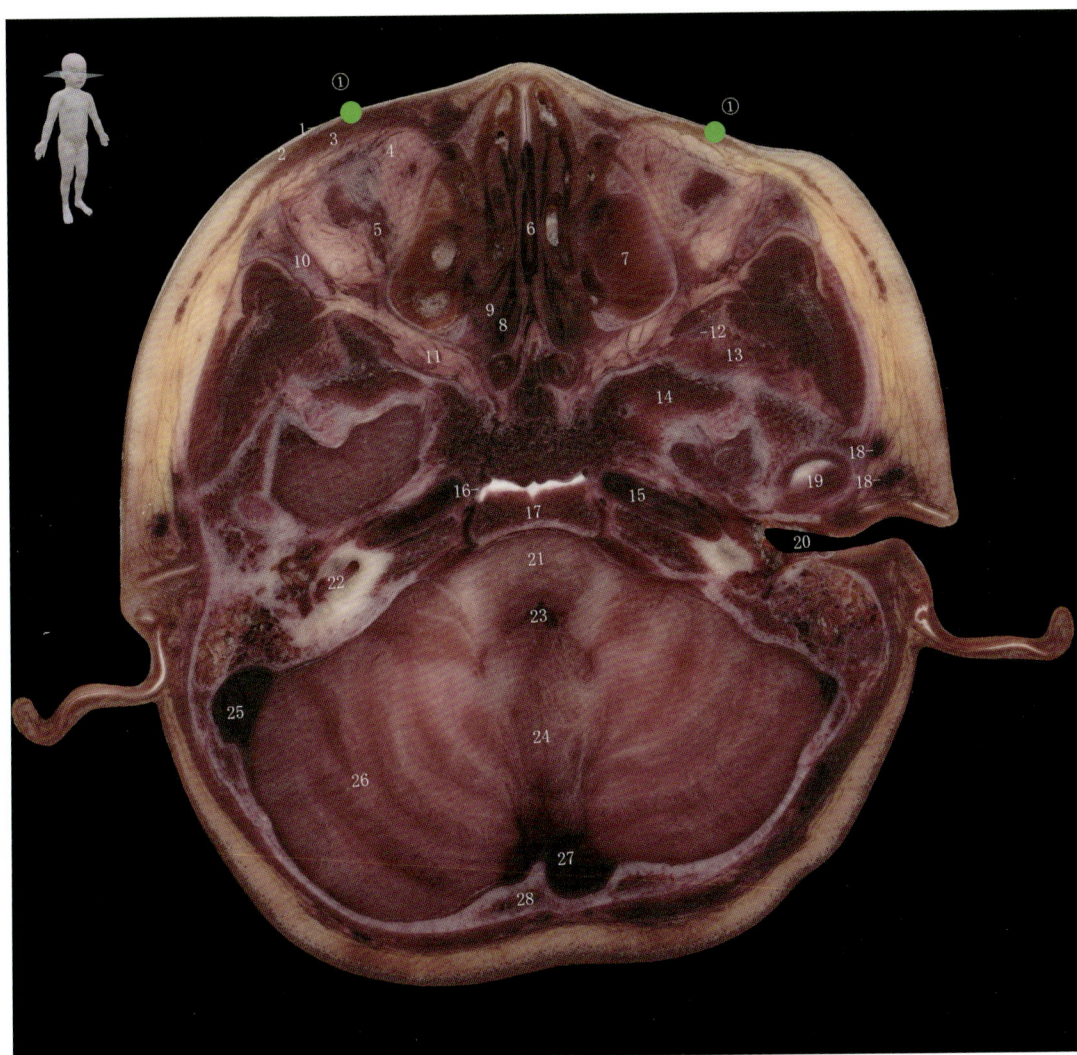

>>腧穴

① 承泣 * Chéngqì（ST1）

>>结构

1. 皮肤 skin
2. 皮下组织 subcutaneous tissue
3. 眼轮匝肌 orbicularis oculi muscle
4. 眶脂体 adipose body of orbit
5. 下斜肌 inferior oblique muscle
6. 鼻中隔 nasal septum
7. 上颌窦 maxillary sinus
8. 下鼻道 inferior nasal meatus

9. 下鼻甲 inferior turbinate
10. 颧骨 cheekbone
11. 眶下裂 inferior orbital fissure
12. 翼突外侧板 lateral pterygoid plate
13. 翼外肌 lateral pterygoid muscle
14. 蝶骨大翼 greater wing of sphenoid bone
15. 颈内动脉 internal carotid artery
16. 蝶枕结合部 spheno-occipital
17. 枕骨基底部 basilar part of occipital bone
18. 颞浅动、静脉 superficial temporal artery and vein

19. 下颌头 head of mandible
20. 外耳道 external auditory canal
21. 脑桥基底部 basilar part of pons
22. 鼓部 tympanic part
23. 第四脑室 fourth ventricle
24. 小脑蚓 vermis
25. 乙状窦 sigmoid sinus
26. 小脑半球 cerebellar hemisphere
27. 窦汇 torcular
28. 枕内隆凸 internal occipital protuberance

图 3-1-9　经承泣腧穴断层解剖图（横断面）

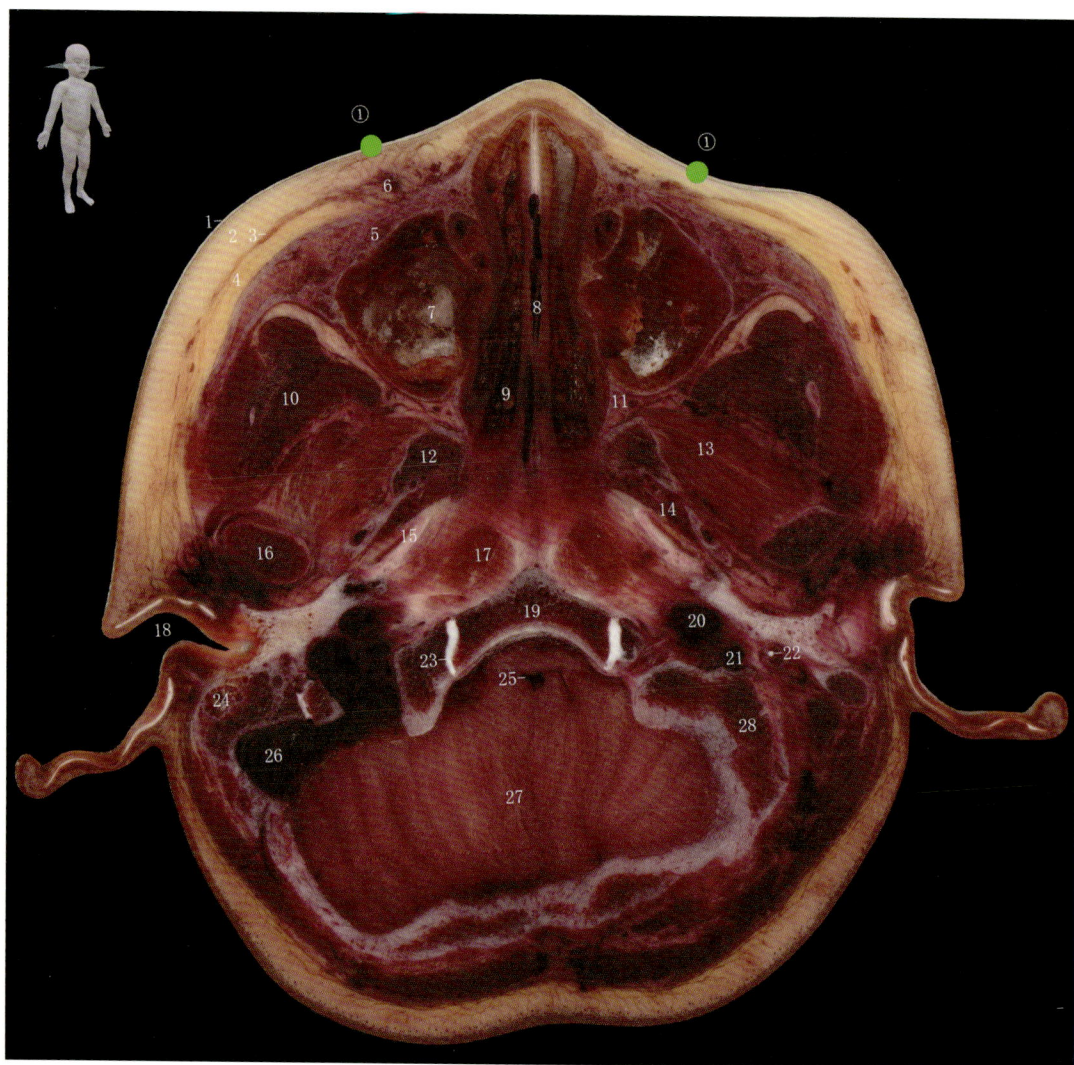

>> 腧穴

① 四白 * Sibái（ST2）

>> 结构

1. 皮肤 skin
2. 皮下组织 subcutaneous tissue
3. 眼轮匝肌及提上唇肌 orbicularis oculi muscle and levator labia superioris muscle
4. 浅表肌腱膜系统筋膜 superficial musculoaponeurotic system fascia
5. 上颌骨 maxilla
6. 眶下动、静脉 infraorbital artery and vein
7. 上颌窦 maxillary sinus
8. 鼻中隔 nasal septum
9. 下鼻道 inferior nasal meatus
10. 颞肌 temporal muscle
11. 翼内肌 medial pterygoid muscle
12. 蝶骨大翼 greater wing of sphenoid bone
13. 翼外肌 lateral pterygoid muscle
14. 翼突外侧板 lateral pterygoid plate
15. 咽鼓管 eustachian tube
16. 下颌骨 mandible
17. 头长肌及颈长肌 longus capitis and longus colli
18. 外耳道 external auditory canal
19. 枕骨基底部 basilar part of occipital bone
20. 颈内静脉 internal carotid vein
21. 颈内动脉 internal carotid artery
22. 茎突 styloid process
23. 斜坡枕髁间软骨 intercondylar cartilage of occipital slope
24. 乳突小房 cellulae mastoideae
25. 第四脑室 fourth ventricle
26. 乙状窦 sigmoid sinus
27. 小脑 hemisphere
28. 枕骨 occipital bone

图 3-1-10　经四白腧穴断层解剖图（横断面）

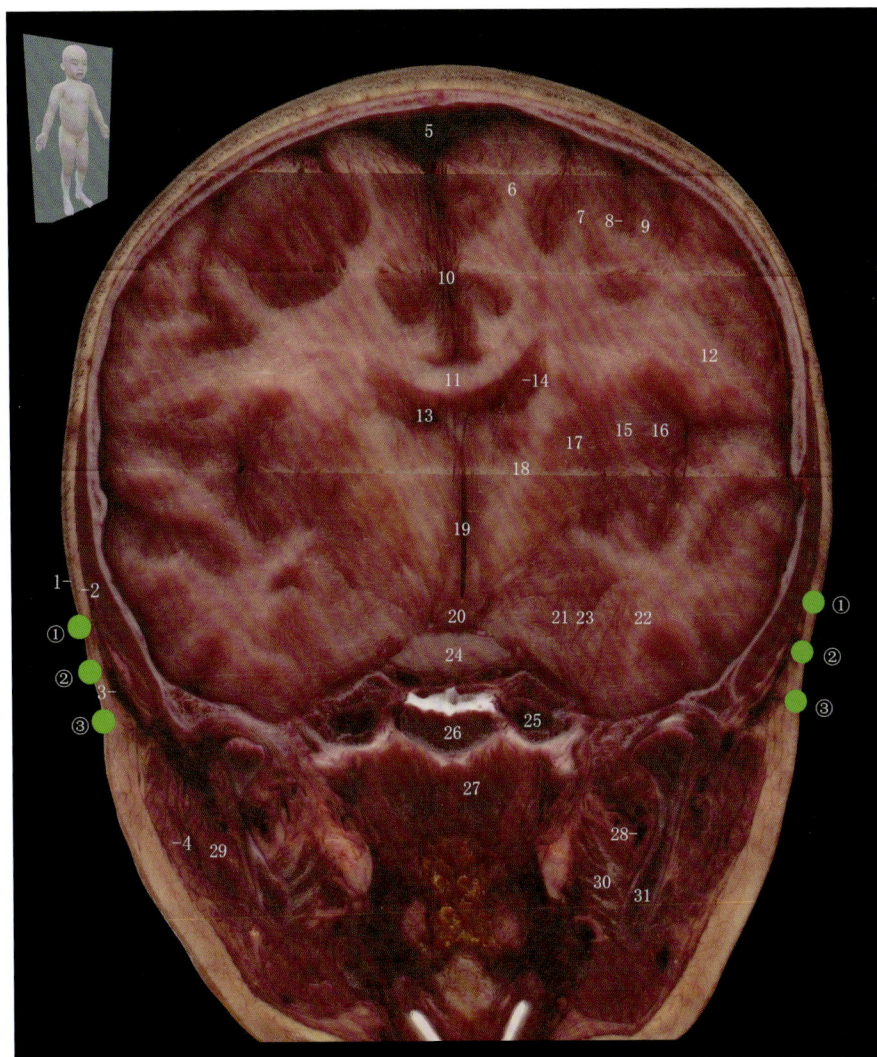

经听宫腧穴立体解剖结构演示视频

▶▶ 腧穴

① 耳门 * Ěrmén（TE21）
② 听宫 * Tīnggōng（SI19）
③ 听会 * Tīnghuì（GB2）

▶▶ 结构

1. 皮肤 skin
2. 皮下组织 subcutaneous tissue
3. 颞浅动、静脉 superficial temporal artery and vein
4. 腮腺 parotid gland
5. 上矢状窦 superior sagittal sinus
6. 额上回 superior frontal gyrus

7. 中央前回 precentral gyrus
8. 中央沟 central sulcus
9. 中央后回 postcentral gyrus
10. 大脑镰 cerebral falx
11. 胼胝体干 trunk of corpus callosum
12. 顶下小叶 inferior parietal lobule
13. 侧脑室 lateral ventricle
14. 尾状核 caudate nucleus
15. 屏状核 claustrum
16. 岛叶 insular leaf
17. 壳 shell
18. 内囊 internal capsule
19. 第三脑室 third ventricle
20. 乳头体 mamillary body

21. 海马 hippocampus
22. 颞叶 temporal lobe
23. 侧脑室下角 inferior horn of lateral ventricle
24. 脑桥 pons
25. 岩下窦 inferior petrosal sinus
26. 枕骨基底部 basilar part of occipital bone
27. 头前直肌及外侧直肌 anterior and lateral rectus muscles
28. 上颌动脉 maxillary artery
29. 咬肌 masseter muscle
30. 翼内肌 medial pterygoid muscle
31. 下颌骨 mandible

图 3-1-11　经耳门、听宫、听会腧穴断层解剖图（冠状面）

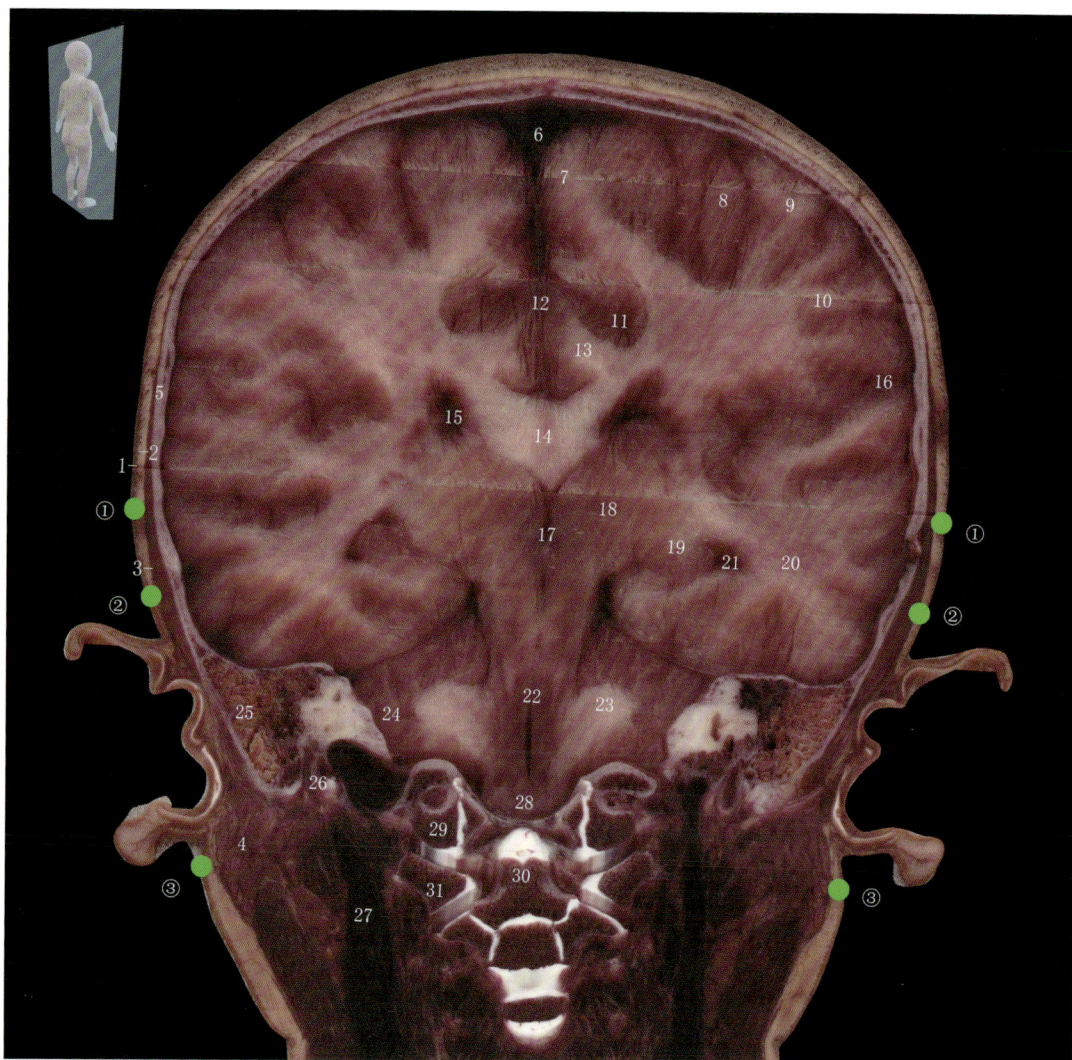

►► 腧穴

① 率谷 * Shuàigǔ（GB8）
② 角孙 * Jiǎosūn（TE20）
③ 翳风 * Yìfēng（TE17）

►► 结构

1. 皮肤 skin
2. 皮下组织 subcutaneous tissue
3. 颞筋膜及颞肌 temporal fascia and temporal muscle
4. 腱膜下间隙 subaponeurotic space
5. 颞骨 temporal bone
6. 上矢状窦 superior sagittal sinus
7. 额内侧回 medial frontal gyrus
8. 中央前回 precentral gyrus
9. 中央后回 postcentral gyrus
10. 缘上回 supramarginal gyrus
11. 扣带沟 cingulate sulcus
12. 大脑镰 cerebral falx
13. 扣带回 cingulate cortex
14. 胼胝体 corpus callosum
15. 侧脑室三角区 trigone of lateral ventricles
16. 外侧沟 lateral sulcus
17. 第三脑室 third ventricle
18. 背侧丘脑 dorsal thalamus
19. 海马 hippocampus
20. 颞叶 temporal lobe
21. 侧脑室下角 inferior horn of lateral ventricle
22. 脑桥 pons
23. 小脑中脚 middle cerebellar peduncle
24. 小脑半球 cerebellar hemisphere
25. 乳突窦及小房 mastoid antrum and cells
26. 茎突 styloid process
27. 颈内静脉 internal carotid vein
28. 延髓 medulla oblongata
29. 枕骨 occipital bone
30. 枢椎齿突 odontoid
31. 寰椎 atlas

图 3-1-12　经率谷、角孙、翳风腧穴断层解剖图（冠状面）

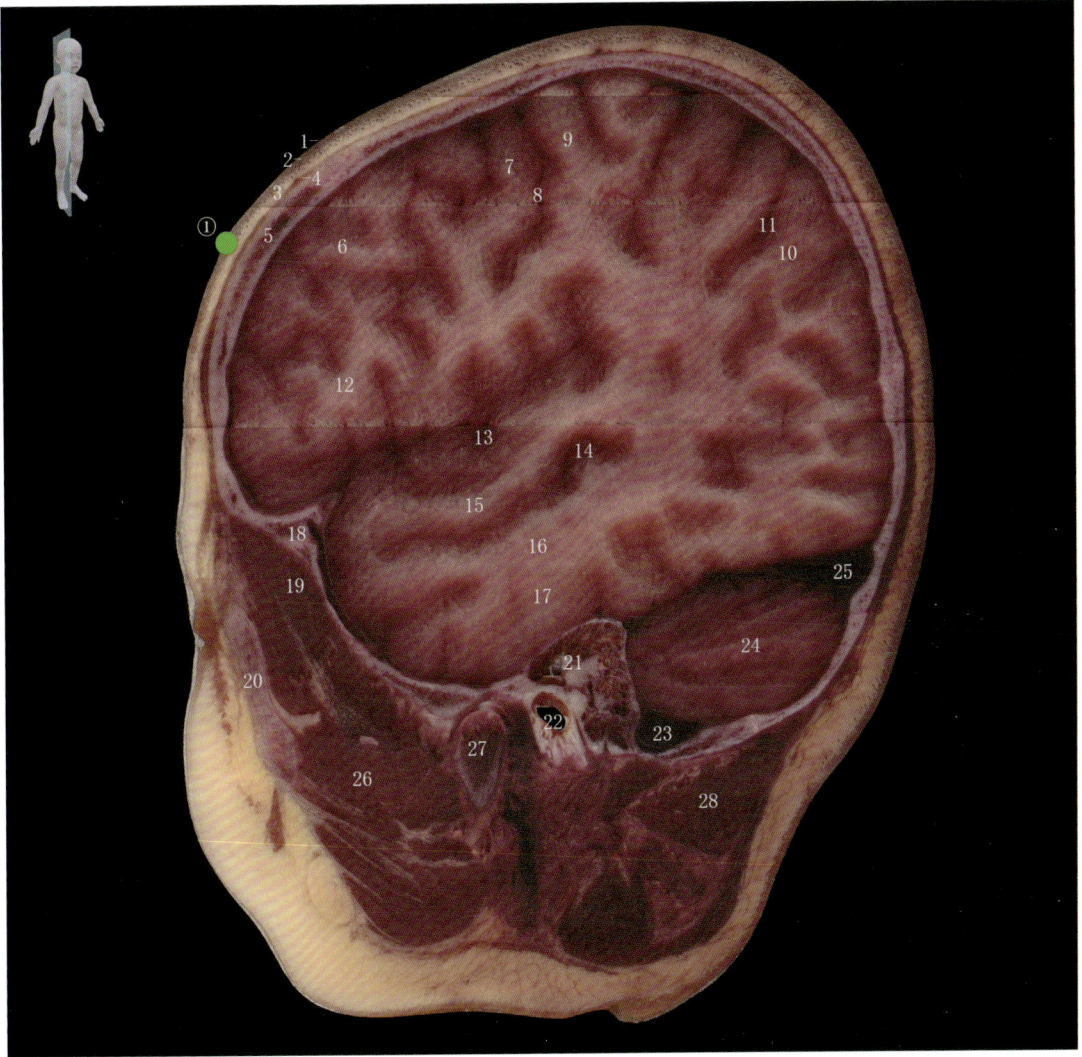

▶▶ 腧穴

① 头维 * Tóuwéi（ST8）

▶▶ 结构

1. 皮肤 skin
2. 皮下组织 subcutaneous tissue
3. 帽状腱膜 galea aponeurotica
4. 腱膜下间隙 subaponeurotic space
5. 额骨 frontal bone
6. 额中回 middle frontal gyrus

7. 中央前回 precentral gyrus
8. 中央沟 central sulcus
9. 中央后回 postcentral gyrus
10. 楔叶 cuneus
11. 顶枕沟 parietooccipital sulcus
12. 额下回 inferior frontal gyrus
13. 外侧沟 lateral sulcus
14. 颞上沟 superior temporal sulcus
15. 颞上回 superior temporal gyrus
16. 颞中回 middle temporal gyrus
17. 颞下回 inferior temporal gyrus

18. 翼突 pterygoid process
19. 颞肌 temporal muscle
20. 颧骨 cheekbone
21. 鼓室 tympanum
22. 外耳道 external auditory canal
23. 乙状窦 sigmoid sinus
24. 小脑 cerebellum
25. 横窦 transverse sinus
26. 咬肌 masseter muscle
27. 下颌支 mandibular ramus
28. 胸锁乳突肌 sternocleidomastoid

图 3-1-13　经头维腧穴断层解剖图（矢状面）

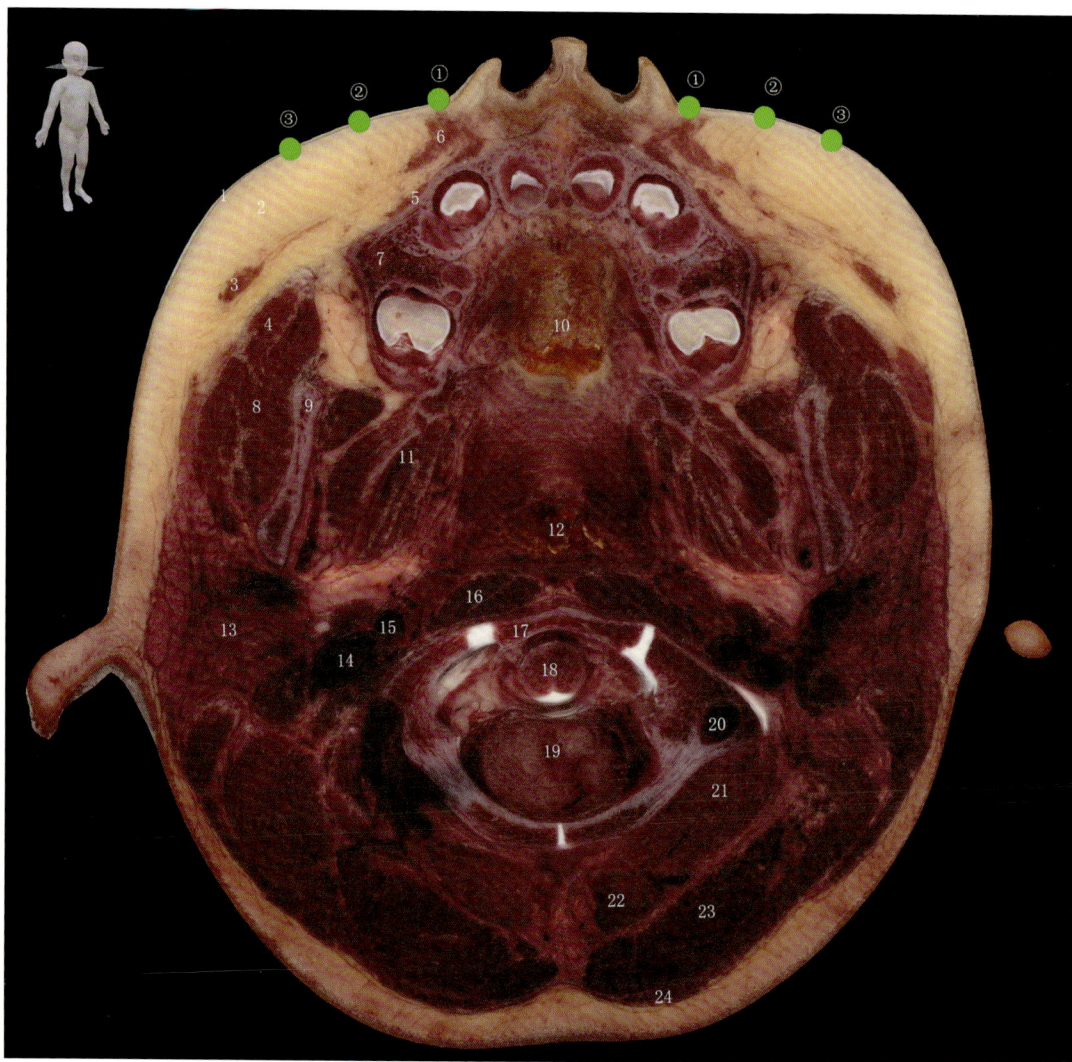

▶▶ 腧穴

① 迎香 * Yíngxiāng（LI20）
② 巨髎 Jùliáo（ST3）
③ 颧髎 * Quánliáo（SI18）

▶▶ 结构

1. 皮肤 skin
2. 皮下组织 subcutaneous tissue
3. 颧肌 zygomaticus
4. 颞肌 temporal muscle
5. 提口角肌 levator anguli oris
6. 提上唇肌 levator labii superioris muscle
7. 上颌骨 maxilla
8. 咬肌 masseter muscle
9. 下颌支 mandibular ramus
10. 腭 palate
11. 翼内肌 medial pterygoid muscle
12. 鼻咽 nasopharyngeal fossa
13. 腮腺 parotid gland
14. 颈内静脉 internal carotid vein
15. 颈内动脉 internal carotid artery
16. 头长肌及颈长肌 longus capitis and longus colli
17. 寰椎 atlas
18. 齿突 odontoid
19. 脊髓 spinal cord
20. 椎动脉 vertebral artery
21. 头后大直肌 rectus capitis posterior major
22. 头后小直肌 rectus capitis posterior minor
23. 头半棘肌 semispinalis capitis
24. 斜方肌 trapezius

图 3-1-14　经迎香、巨髎、颧髎腧穴断层解剖图（横断面）

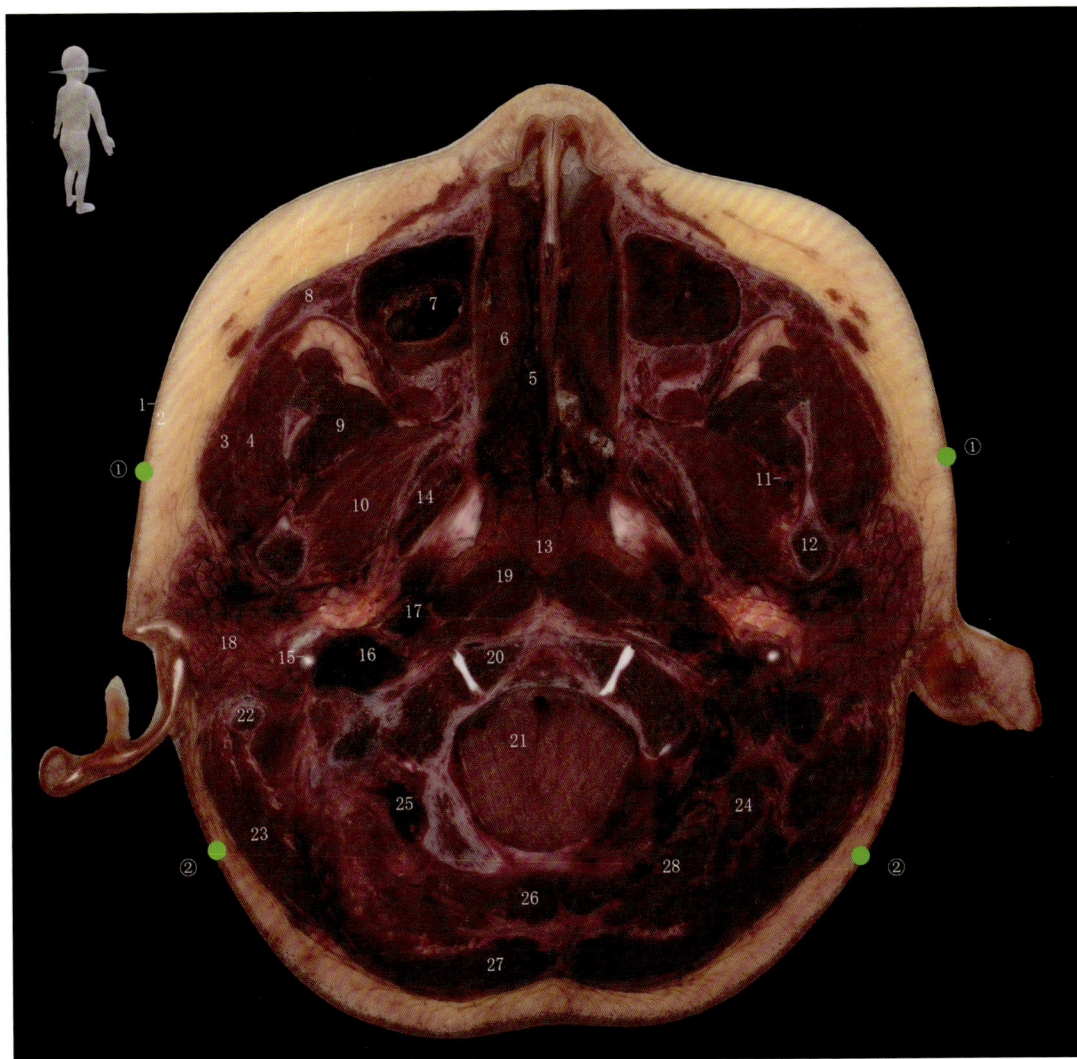

▶▶ 腧穴

① 下关 * Xiàguān（ST7）
② 完骨 * Wángǔ（GB12）

▶▶ 结构

1. 皮肤 skin
2. 皮下组织 subcutaneous tissue
3. 颞肌 temporal muscle
4. 咬肌 masseter muscle
5. 鼻腔 nasal cavity
6. 下鼻甲 inferior turbinate
7. 上颌窦 maxillary sinus
8. 颧骨 cheekbone
9. 翼内肌 medial pterygoid muscle
10. 翼外肌 lateral pterygoid muscle
11. 上颌动脉 maxillary artery
12. 下颌骨髁突 mandibular condyle
13. 腭垂 uvula
14. 咽鼓管 eustachian tube
15. 茎突 styloid process
16. 颈内静脉 internal carotid vein
17. 颈内动脉 internal carotid artery
18. 腮腺 parotid gland
19. 胸锁乳突肌 sternocleidomastoid
20. 枕骨基底部 basilar part of occipital bone
21. 延髓 medulla oblongata
22. 乳突 mastoid process
23. 头长肌及颈长肌 longus capitis and longus colli
24. 头夹肌 splenius capitis
25. 椎动脉 vertebral artery
26. 头半棘肌 semispinalis capitis
27. 斜方肌 trapezius
28. 头最长肌 longissimus capitis

图 3-1-15　经下关、完骨腧穴断层解剖图（横断面）

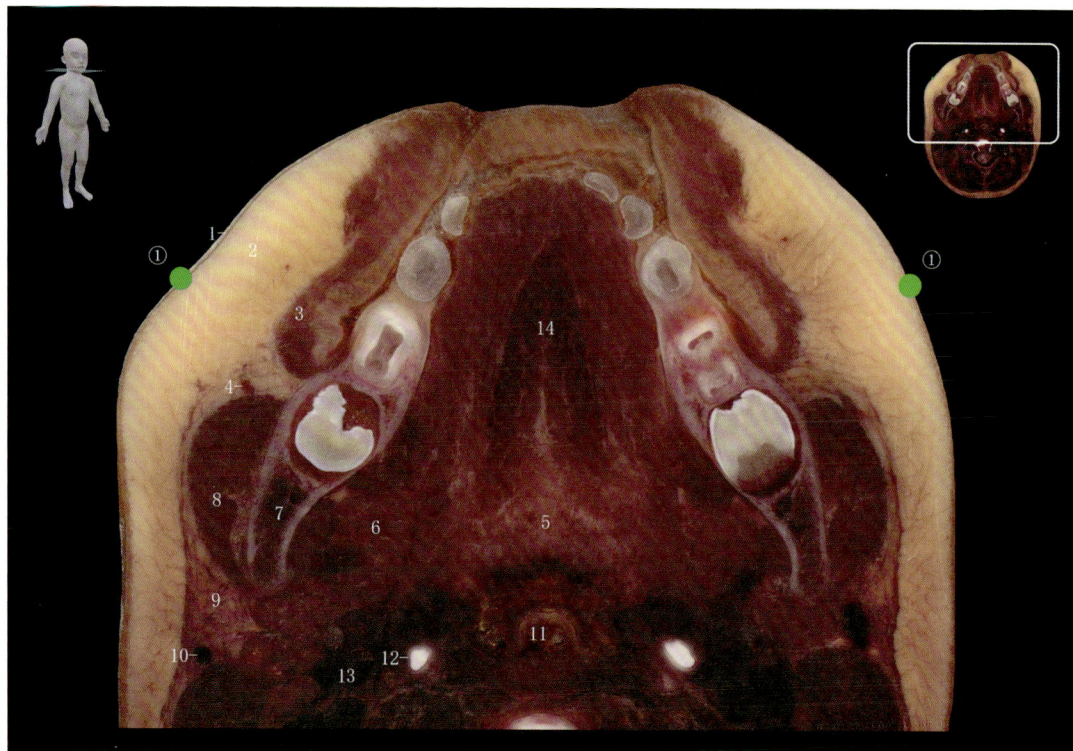

腧穴

① 大迎 Dàyíng（ST5）

结构

1. 皮肤 skin

2. 皮下组织 subcutaneous tissue

3. 降口角肌及颈阔肌 descending angle and latissimus muscles

4. 面动脉 facial artery

5. 舌肌 musculus verticalis linguae

6. 下颌下腺 submandibular gland

7. 下颌支 mandibular ramus

8. 咬肌 masseter muscle

9. 腮腺 parotid gland

10. 颈外静脉 external jugular vein

11. 喉咽 laryngopharynx

12. 舌骨大角末端软骨 cartilage at end of greater horn of hyoid bone

13. 颈外动脉 external carotid artery

14. 颏舌肌 genioglossus

图 3-1-16　经大迎腧穴断层解剖图（横断面）

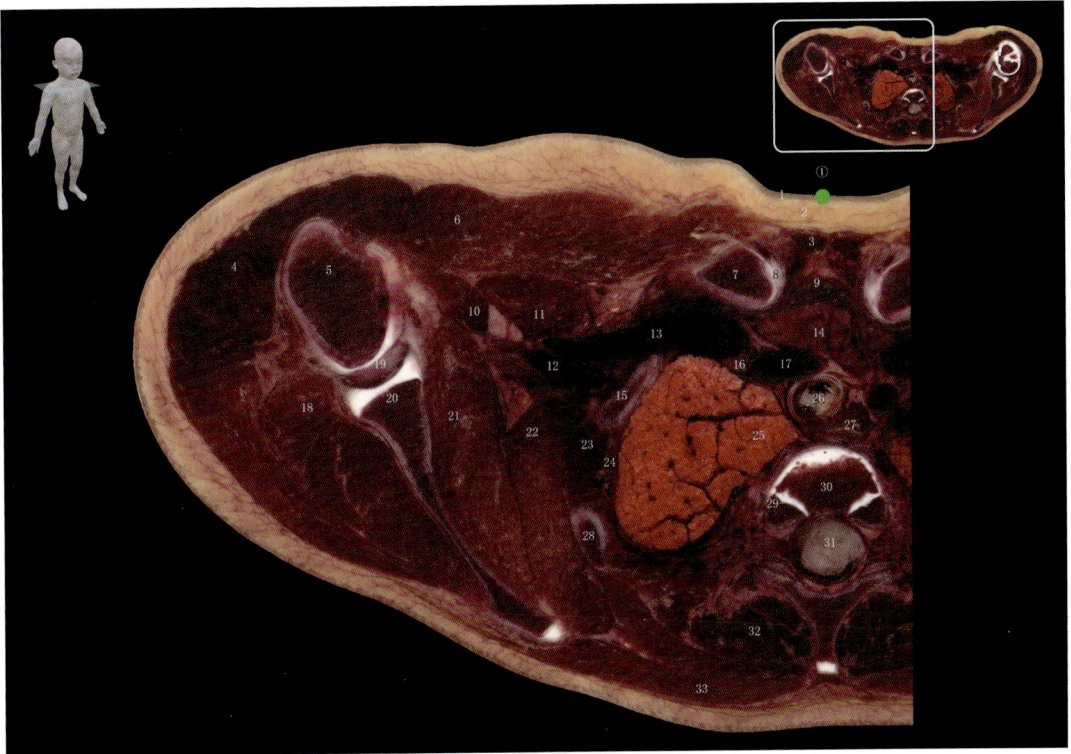

▶▶ 腧穴

① 天突 *Tiāntū（CV22）

▶▶ 结构

1. 皮肤 skin
2. 皮下组织 subcutaneous tissue
3. 胸锁乳突肌 sternocleidomastoid
4. 三角肌 deltoid
5. 肱骨 humerus
6. 胸大肌 pectoralis major muscle
7. 锁骨 clavicle
8. 胸锁关节 sternoclavicular joint
9. 胸骨舌骨肌及胸骨甲状肌 sternohyoid muscle and sternothyroid muscle
10. 肱二头肌短头 short head of biceps brachii muscle
11. 胸小肌 pectoralis minor muscle
12. 锁骨下动脉 subclavian artery
13. 右头臂静脉 right brachiocephalic vein
14. 胸腺 thymus
15. 第 1 肋 first rib
16. 膈神经 phrenic nerve
17. 右颈总动脉 right common carotid artery
18. 冈下肌 infraspinatus muscle
19. 肩关节 shoulder joint
20. 关节盂 glenoid joint
21. 肩胛下肌 subscapularis
22. 前锯肌 serratus anterior muscle
23. 肋间外肌 external intercostals
24. 肋间内肌 internal Intercostals
25. 肺尖 apical of lung
26. 气管 trachea
27. 食管 esophagus
28. 第 2 肋 second rib
29. 第 2 胸椎椎体椎弓联合软骨 second thoracic vertebra neurocentral synchondrosis
30. 胸椎椎体 thoracic vertebral body
31. 脊髓 spinal cord
32. 竖脊肌 erector spinae
33. 斜方肌 trapezius

图 3-1-17 经天突腧穴断层解剖图（横断面）

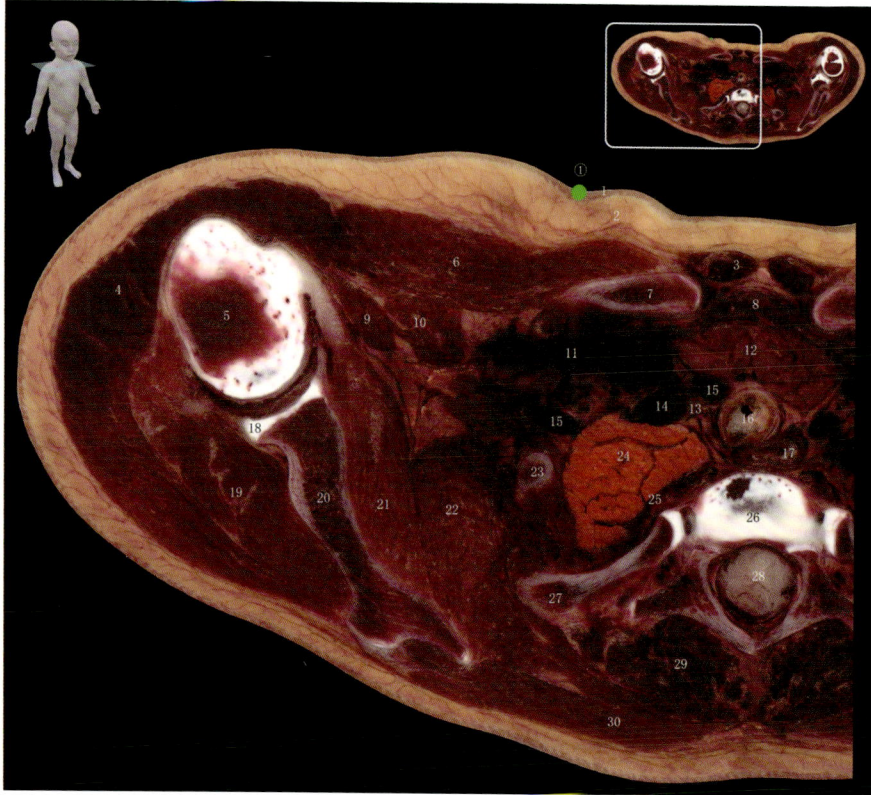

>> 腧穴

① 缺盆 Quēpén（ST12）

>> 结构

1. 皮肤 skin

2. 皮下组织 subcutaneous tissue

3. 胸锁乳突肌 sternocleidomastoid

4. 三角肌 deltoid

5. 肱骨 humerus

6. 胸大肌 pectoralis major muscle

7. 锁骨 clavicle

8. 胸骨舌骨肌及胸骨甲状肌 sternohyoid muscle and sternothyroid muscle

9. 肱二头肌短头 short head of biceps brachii muscle

10. 胸小肌 pectoralis minor muscle

11. 右头臂静脉 right brachiocephalic vein

12. 胸腺 thymus

13. 迷走神经 vagus

14. 右锁骨下动脉 right subclavian artery

15. 右颈总动脉 right common carotid artery

16. 气管 trachea

17. 食管 esophagus

18. 关节盂软骨 glenoid cartilage

19. 冈下肌 infraspinatus muscle

20. 肩胛冈 scapular spine

21. 肩胛下肌 subscapularis

22. 前锯肌 serratus anterior muscle

23. 第 1 肋 first rib

24. 肺尖 apical of lung

25. 胸膜腔 pleural cavity

26. 椎间盘 intervertebral disc

27. 第 2 肋 second rib

28. 脊髓 spinal cord

29. 竖脊肌 erector spinae

30. 斜方肌 trapezius

图 3-1-18　经缺盆腧穴断层解剖图（横断面）

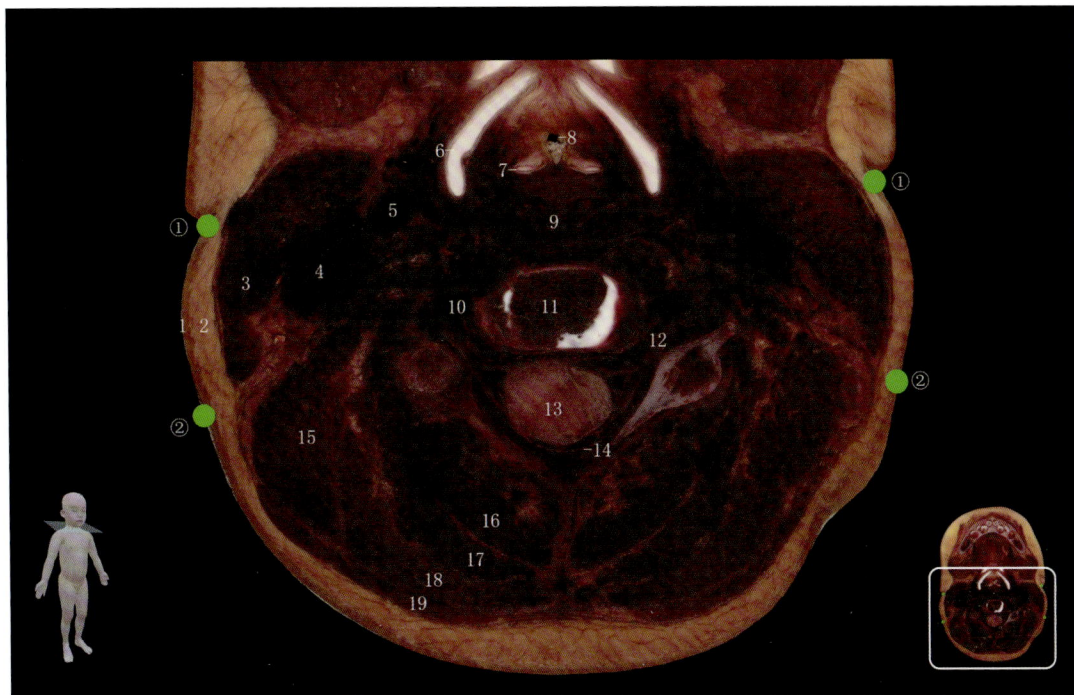

▶▶腧穴

① 扶突 Fútū（LI18）
② 天窗 Tiānchuāng（SI16）

▶▶结构

1. 皮肤 skin
2. 皮下组织 subcutaneous tissue
3. 胸锁乳突肌 sternocleidomastoid
4. 颈内静脉 internal carotid vein
5. 颈总动脉 common carotid artery
6. 甲状软骨 thyroid cartilage
7. 杓状软骨 arytenoid cartilage

8. 喉中间腔 intermediate laryngeal cavity
9. 咽下缩肌 inferior constrictor of pharynx
10. 椎动脉 vertebral artery
11. 第 4 颈椎 fourth cervical vertebra
12. 颈神经 cervical nerve
13. 脊髓 spinal cord
14. 硬脊膜 dura mater
15. 肩胛提肌 levator scapulae
16. 颈半棘肌 cervical semispinae muscle
17. 头半棘肌 semispinalis capitis
18. 头夹肌 splenius capitis
19. 斜方肌 trapezius

图 3-1-19　经扶突、天窗腧穴断层解剖图（横断面）

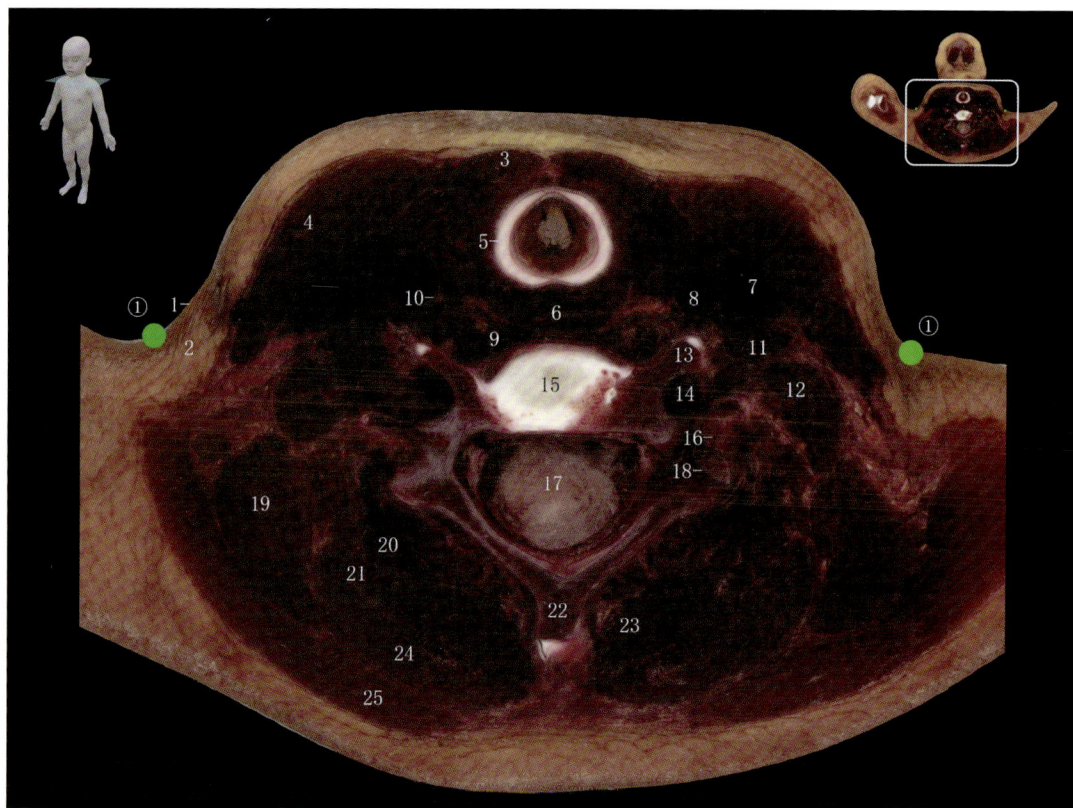

① 天鼎 Tiāndǐng（LI17）

▶▶结构

1. 皮肤 skin
2. 皮下组织 subcutaneous tissue
3. 胸骨舌骨肌 sternohyoid muscle
4. 胸锁乳突肌 sternocleidomastoid
5. 环状软骨 circular cartilage
6. 食管 esophagus
7. 颈内静脉 internal carotid vein
8. 颈总动脉 common carotid artery
9. 头长肌及颈长肌 longus capitis and longus colli
10. 迷走神经 vagus

11. 前斜角肌 anterior scalene muscle
12. 中、后斜角肌 middle and posterior scalene muscles
13. 颈动脉结节 carotid tubercle
14. 椎动、静脉 vertebral artery and vein
15. 椎间盘 intervertebral disc
16. 颈神经 cervical nerve
17. 脊髓 spinal cord
18. 关节突关节 zygapophysial joint
19. 肩胛提肌 levator scapulae
20. 多裂肌 multifidi
21. 头最长肌 longissimus capitis
22. 棘突 spinous process
23. 颈半棘肌 semispinalis cervicis muscle
24. 头夹肌 splenius capitis
25. 斜方肌 trapezius

图 3-1-20　经天鼎腧穴断层解剖图（横断面）

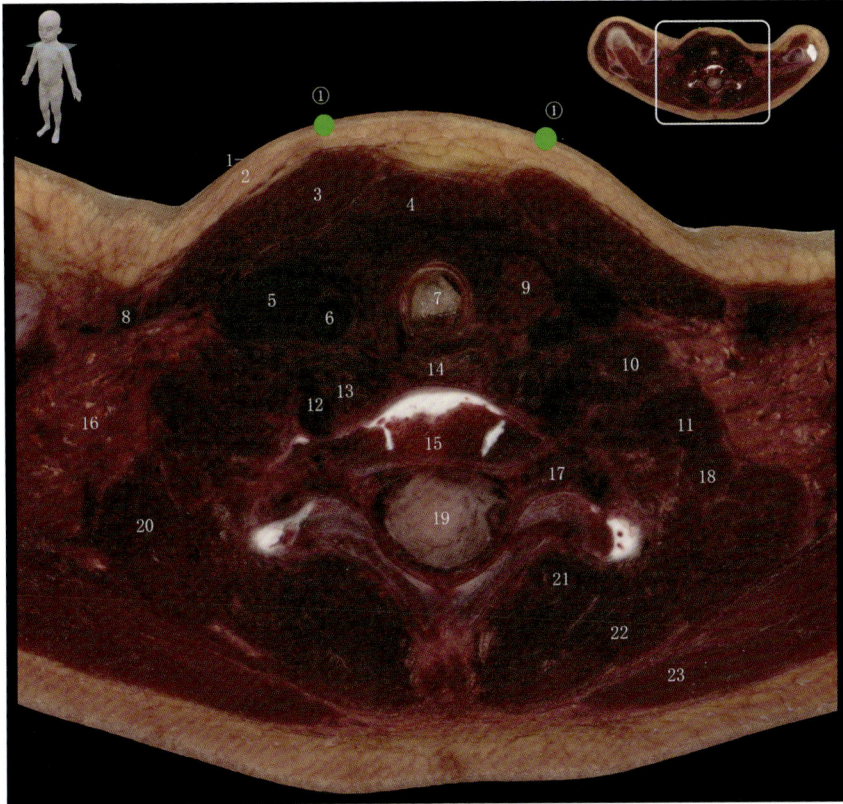

>> **腧穴**

① 水突 Shuǐtū（ST10）

>> **结构**

1. 皮肤 skin
2. 皮下组织 subcutaneous tissue
3. 胸锁乳突肌 sternocleidomastoid
4. 胸骨舌骨肌 sternohyoid muscle
5. 颈内静脉 internal carotid vein
6. 颈总动脉 common carotid artery
7. 气管 trachea
8. 颈外静脉 external jugular vein
9. 甲状腺 thyroid
10. 前斜角肌 anterior scalene muscle
11. 中斜角肌 middle scalene muscle
12. 锁骨下静脉 subclavian vein
13. 头长肌及颈长肌 longus capitis and longus colli
14. 食管 esophagus
15. 第 1 胸椎 first thoracic vertebra
16. 胸膜顶 cupula of pleura
17. 第 8 颈神经 eighth cervical nerve
18. 后斜角肌 posterior scalene muscles
19. 脊髓 spinal cord
20. 头最长肌 longissimus capitis
21. 多裂肌 multifidi
22. 头夹肌 splenius capitis
23. 斜方肌 trapezius

图 3-1-21 经水突腧穴断层解剖图（横断面）

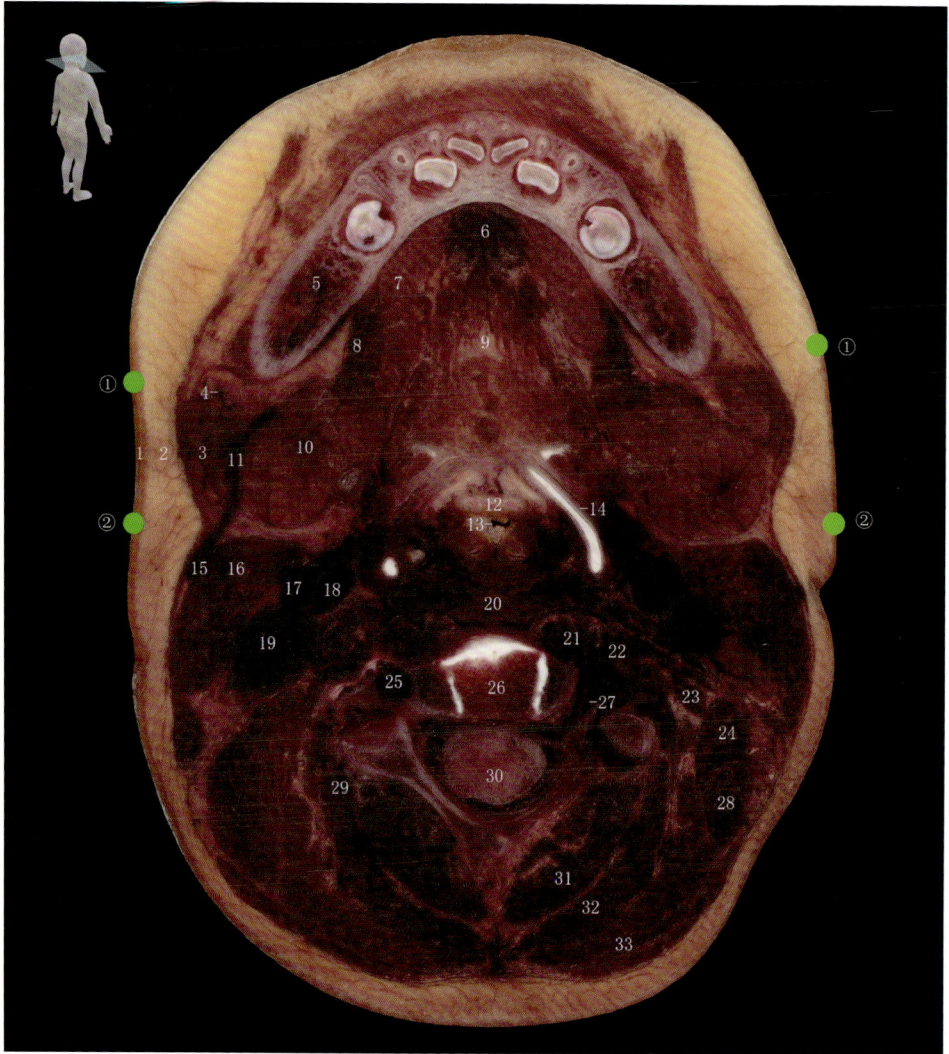

图 3–1–22　经天容、天牖腧穴断层解剖图（横断面）

第二节　胸部腧穴断层解剖图

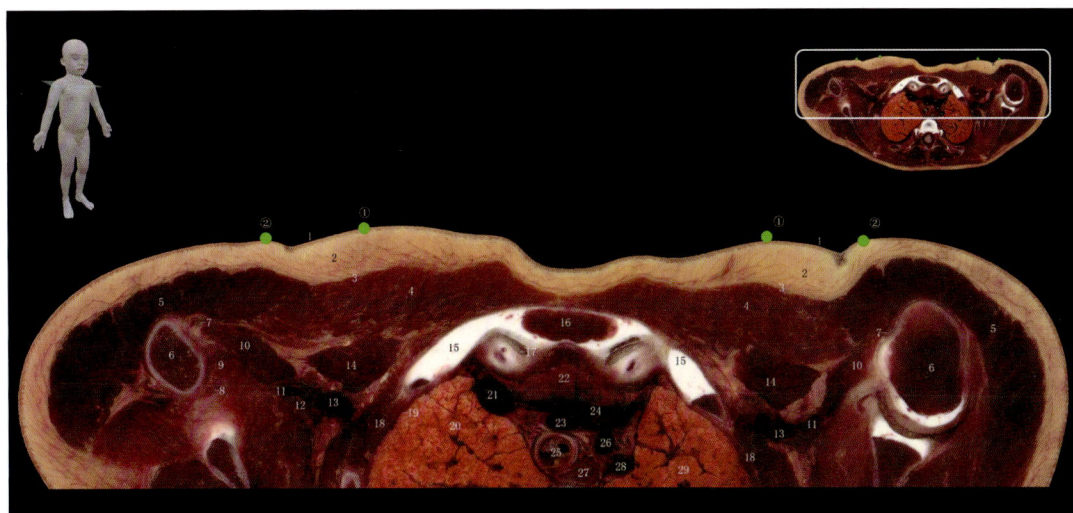

▶▶ 腧穴

① 气户 Qìhù（ST13）
② 云门 Yúnmén（LU2）

▶▶ 结构

1. 皮肤 skin
2. 皮下组织 subcutaneous tissue
3. 深筋膜 deep fascia
4. 胸大肌 pectoralis major
5. 三角肌 deltoid
6. 肱骨 humerus
7. 肱二头肌肌腱 biceps tendon
8. 腋神经 axillary nerve
9. 喙肱肌 coracobrachialis
10. 肱二头肌短头 short head of biceps brachii
11. 腋动脉 axillary artery
12. 臂丛 brachial plexus
13. 腋静脉 axillary vein
14. 胸小肌 pectoralis minor
15. 第 1 肋 first rib
16. 胸骨 sternum
17. 胸锁关节 sternoclavicular joint
18. 肋间内外肌 intercostale interni and intercostale externi
19. 胸膜腔 pleural cavity
20. 右肺上叶 superior lobe of right lung
21. 右头臂静脉 right brachiocephalic vein
22. 胸腺 thymus
23. 头臂干 brachiocephalic trunk
24. 左头臂静脉 left brachiocephalic vein
25. 气管 trachea
26. 左颈总动脉 left common carotid artery
27. 食管 esophagus
28. 左锁骨下动脉 left subclavian artery
29. 左肺上叶 superior lobe of left lung

图 3-2-1　经气户、云门腧穴断层解剖图（横断面）

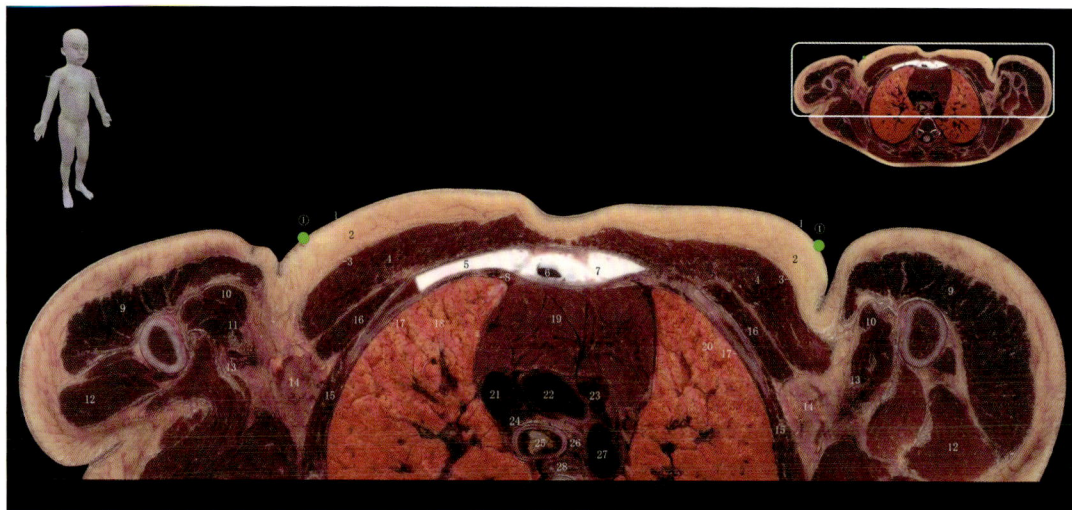

经中府腧穴立体解
剖结构演示视频

>> 腧穴

① 中府 Zhōngfǔ（LU 1）

>> 结构

1. 皮肤 skin

2. 皮下组织 subcutaneous tissue

3. 深筋膜 deep fascia

4. 胸大肌 pectoralis major

5. 第 2 肋软骨 second costal cartilage

6. 胸骨 sternum

7. 胸肋关节 sternocostal joint

8. 胸廓内动、静脉 internal thoracic artery and internal thoracic vein

9. 三角肌 deltoid

10. 肱二头肌 biceps brachii

11. 正中神经 median nerve

12. 肱三头肌 triceps brachii

13. 腋动、静脉 axillary artery and axillary vein

14. 腋窝 axillary fossa

15. 肋间内外肌 intercostale interni and intercostale externi

16. 胸小肌 pectoralis minor

17. 胸膜腔 pleural cavity

18. 右肺上叶 superior lobe of right lung

19. 胸腺 thymus

20. 左肺上叶 superior lobe of left lung

21. 上腔静脉 superior vena cava

22. 升主动脉 ascending aorta

23. 肺动脉干 pulmonary trunk

24. 右下支气管旁淋巴结 right inferior paratracheal lymph nodes

25. 气管 trachea

26. 左下支气管旁淋巴结 left inferior paratracheal lymph node

27. 胸主动脉 thoracic aorta

28. 食管 esophagus

图 3-2-2　经中府腧穴断层解剖图（横断面）

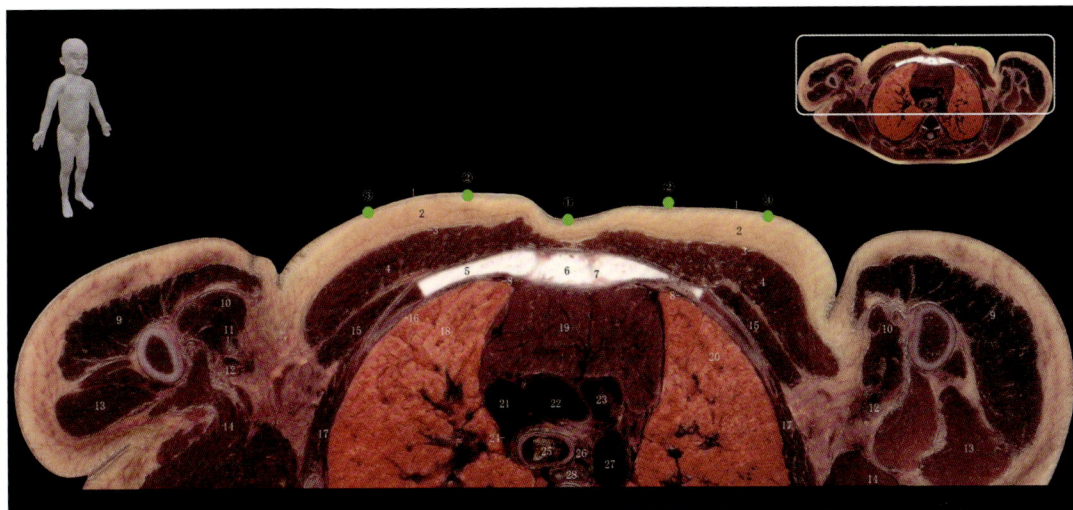

>> 腧穴

① 华盖 Huágài（CV20）

② 彧中 Yùzhōng（KI26）

③ 库房 Kùfáng（ST14）

>> 结构

1. 皮肤 skin

2. 皮下组织 subcutaneous tissue

3. 深筋膜 deep fascia

4. 胸大肌 pectoralis major

5. 第 2 肋软骨 second costal cartilage

6. 胸骨 sternum

7. 胸肋关节 sternocostal joint

8. 胸廓内动、静脉 internal thoracic artery and internal thoracic vein

9. 三角肌 deltoid

10. 肱二头肌 biceps brachii

11. 正中神经 median nerve

12. 肱动、静脉 brachial artery and brachial vein

13. 肱三头肌 triceps brachii

14. 背阔肌 latissimus dorsi

15. 胸小肌 pectoralis minor

16. 胸膜腔 pleural cavity

17. 肋间内外肌 intercostale interni and intercostale externi

18. 右肺上叶 superior lobe of right lung

19. 胸腺 thymus

20. 左肺上叶 superior lobe of left lung

21. 上腔静脉 superior vena cava

22. 升主动脉 ascending aorta

23. 肺动脉干 pulmonary trunk

24. 奇静脉 azygos vein

25. 气管 trachea

26. 左下支气管旁淋巴结 left inferior paratracheal lymph node

27. 胸主动脉 thoracic aorta

28. 食管 esophagus

图 3-2-3　经华盖、彧中、库房腧穴断层解剖图（横断面）

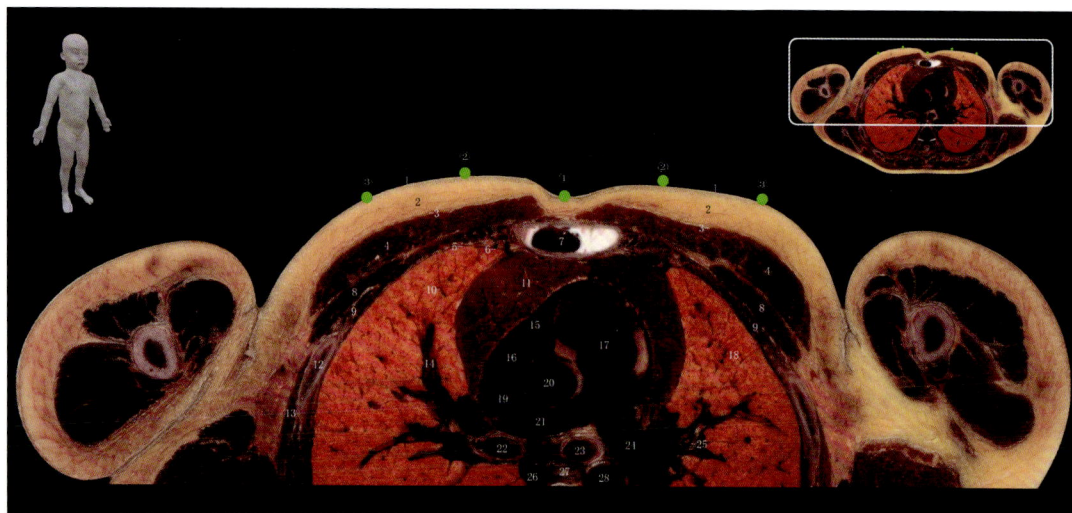

腧穴

① 紫宫 Zǐgōng（CV19）
② 神藏 Shéncáng（KI25）
③ 屋翳 Wūyì（ST15）

结构

1. 皮肤 skin
2. 皮下组织 subcutaneous tissue
3. 深筋膜 deep fascia
4. 胸大肌 pectoralis major
5. 胸膜腔 pleural cavity
6. 胸廓内动、静脉 internal thoracic artery and internal thoracic vein
7. 胸骨体 body of sternum
8. 胸小肌 pectoralis minor
9. 肋间内外肌 intercostale interni and intercostale externi
10. 右肺上叶 superior lobe of right lung
11. 胸腺 thymus
12. 第 3 肋 third rib
13. 前锯肌 serratus anterior
14. 右肺前段支气管 right anterior segmental bronchus
15. 右心耳 right auricle
16. 心包上隐窝 superior recess of pericardium
17. 肺动脉干 pulmonary trunk
18. 左肺上叶 superior lobe of left lung
19. 上腔静脉 superior vena cava
20. 升主动脉 ascending aorta
21. 右肺动脉 right pulmonary artery
22. 右主支气管 right principal bronchus
23. 左主支气管 left principal bronchus
24. 左肺动脉 left pulmonary artery
25. 左肺前段支气管 left anterior segmental bronchus
26. 奇静脉 azygos vein
27. 食管 esophagus
28. 胸主动脉 thoracic aorta

图 3-2-4　经紫宫、神藏、屋翳腧穴断层解剖图（横断面）

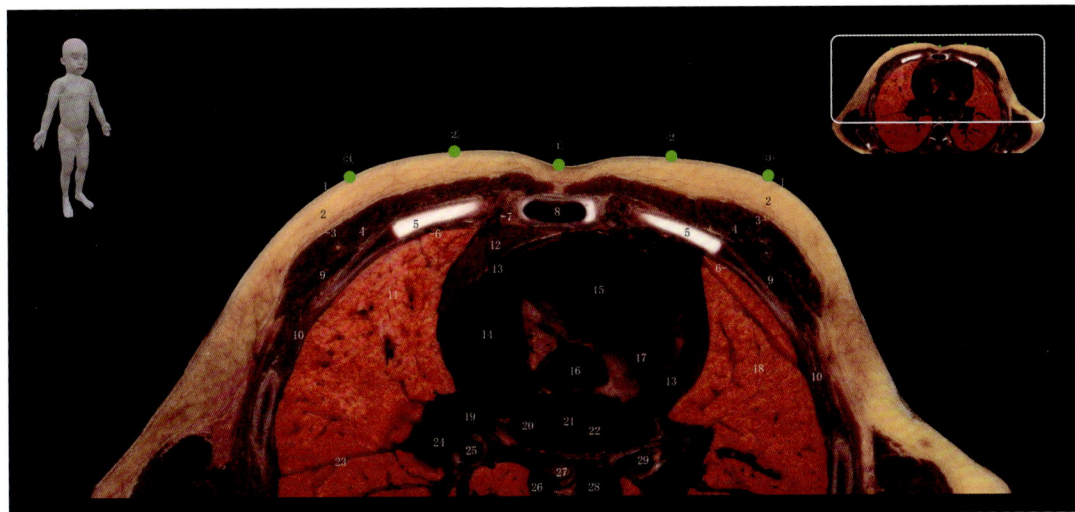

>> 腧穴

① 玉堂 Yùtáng（CV18）

② 灵墟 Língxū（KI24）

③ 膺窗 Yīngchuāng（ST16）

>> 结构

1. 皮肤 skin

2. 皮下组织 subcutaneous tissue

3. 深筋膜 deep fascia

4. 胸大肌 pectoralis major

5. 第 4 肋软骨 fourth costal cartilage

6. 胸膜腔 pleural cavity

7. 胸廓内动、静脉 internal thoracic artery and internal thoracic vein

8. 胸骨体 body of sternum

9. 胸小肌 pectoralis minor

10. 肋间内外肌 intercostale interni and intercostale externi

11. 右肺上叶 superior lobe of right lung

12. 胸腺 thymus

13. 心包腔 pericardial cavity

14. 右心房 right atrium

15. 右心室 right ventricle

16. 主动脉口 aortic orifice

17. 左心室 left ventricle

18. 左肺上叶 superior lobe of left lung

19. 右上肺静脉 right superior pulmonary vein

20. 右下肺静脉 right inferior pulmonary vein

21. 左心房 left atrium

22. 左心耳 left auricle

23. 右肺斜裂 oblique fissure of right lung

24. 肺动脉 pulmonary artery

25. 中间支气管 intermediate bronchus

26. 奇静脉 azygos vein

27. 食管 esophagus

28. 胸主动脉 thoracic aorta

29. 左主支气管 left principal bronchus

图 3-2-5　经玉堂、灵墟、膺窗腧穴断层解剖图（横断面）

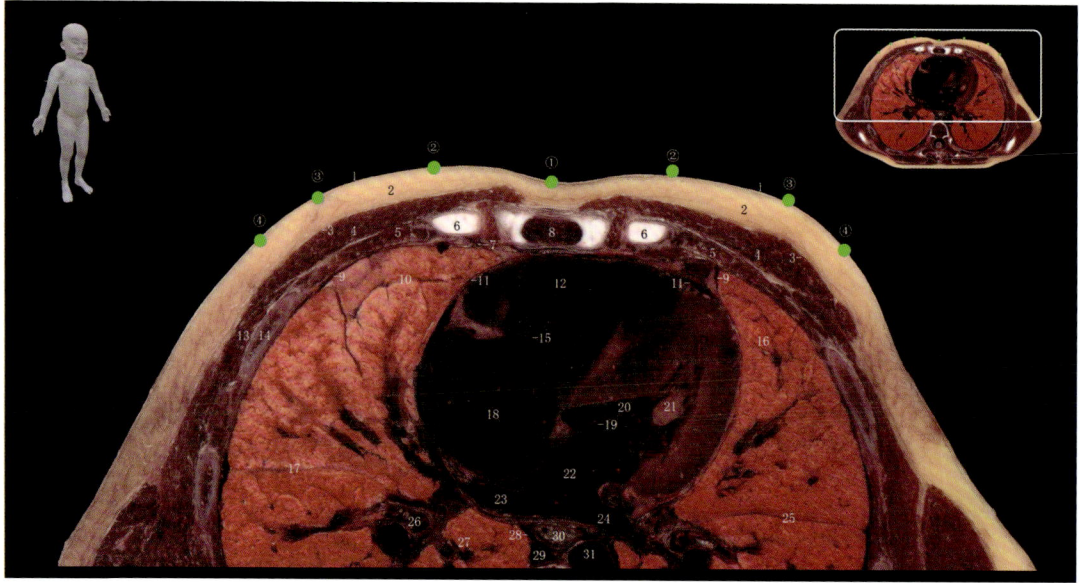

经膻中腧穴立体解
剖结构演示视频

》》腧穴

① 膻中 * Dànzhōng（CV17）
② 神封 Shénfēng（KI23）
③ 乳中 Rǔzhōng（ST17）
④ 天池 Tiānchí（PC1）

》》结构

1. 皮肤 skin
2. 皮下组织 subcutaneous tissue
3. 深筋膜 deep fascia
4. 胸大肌 pectoralis major
5. 肋间内外肌 intercostale interni and intercostale externi
6. 第 4 肋软骨 fourth costal cartilage
7. 胸廓内动、静脉 internal thoracic artery and internal thoracic vein
8. 胸骨体 body of sternum
9. 胸膜腔 pleural cavity
10. 右肺上叶 superior lobe of right lung
11. 心包腔 pericardial cavity

12. 右心室 right ventricle
13. 胸小肌 pectoralis minor
14. 第 5 肋 fifth rib
15. 三尖瓣 tricuspid valve
16. 左肺上叶 superior lobe of left lung
17. 右肺斜裂 oblique fissure of right lung
18. 右心房 right atrium
19. 二尖瓣 mitral valve
20. 左心室 left ventricle
21. 乳头肌 papillary muscle
22. 左心房 left atrium
23. 右下肺静脉 right inferior pulmonary vein
24. 左下肺静脉 left inferior pulmonary vein
25. 左肺斜裂 oblique fissure of left lung
26. 右肺叶中支气管 right middle lobar bronchus
27. 内侧底段支气管 medial basal segmental bronchus
28. 奇静脉食管隐窝 azygoesophageal recess
29. 奇静脉 azygos vein
30. 食管 esophagus
31. 胸主动脉 thoracic aorta

图 3-2-6　经膻中、神封、乳中等腧穴断层解剖图（横断面）

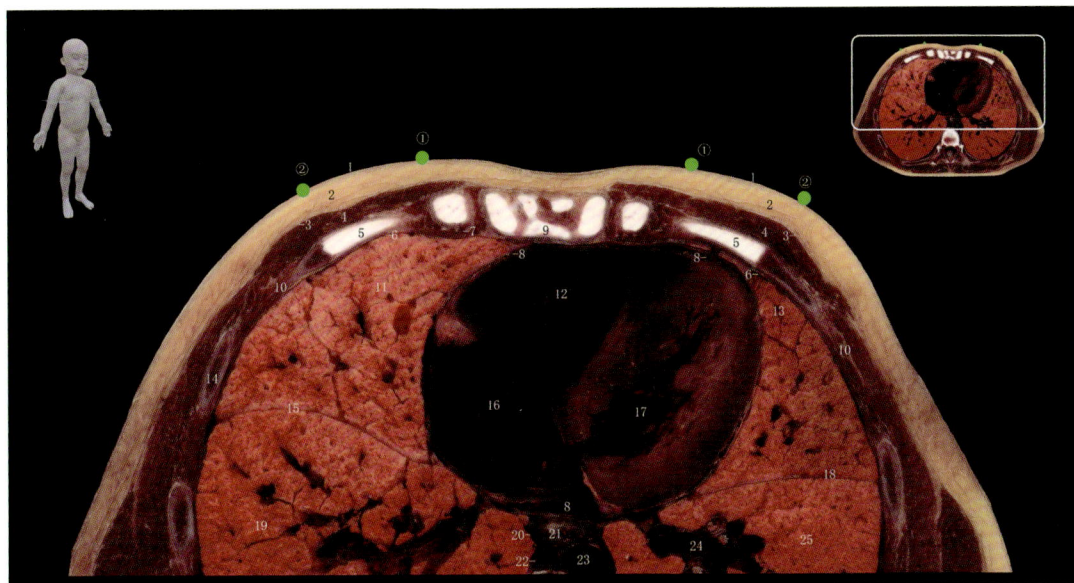

>> 腧穴

① 步廊 Bùláng（KI22）
② 乳根 Rǔgēn（ST18）

>> 结构

1. 皮肤 skin
2. 皮下组织 subcutaneous tissue
3. 深筋膜 deep fascia
4. 胸大肌 pectoralis major
5. 第 5 肋软骨 fifth costal cartilage
6. 胸膜腔 pleural cavity
7. 胸廓内动、静脉 internal thoracic artery and internal thoracic vein
8. 心包腔 pericardial cavity
9. 胸骨体 body of sternum
10. 肋间内外肌 intercostale interni and intercostale externi
11. 右肺上叶 superior lobe of right lung
12. 右心室 right ventricle
13. 左肺上叶 superior lobe of left lung
14. 第 6 肋 sixth rib
15. 右肺斜裂 oblique fissure of right lung
16. 右心房 right atrium
17. 左心室 left ventricle
18. 左肺斜裂 oblique fissure of left lung
19. 右肺下叶 inferior lobe of right lung
20. 奇静脉食管隐窝 azygoesophageal recess
21. 食管 esophagus
22. 奇静脉 azygos vein
23. 胸主动脉 thoracic aorta
24. 基底动脉干 basilar artery
25. 左肺下叶 inferior lobe of left lung

图 3-2-7　经步廊、乳根腧穴断层解剖图（横断面）

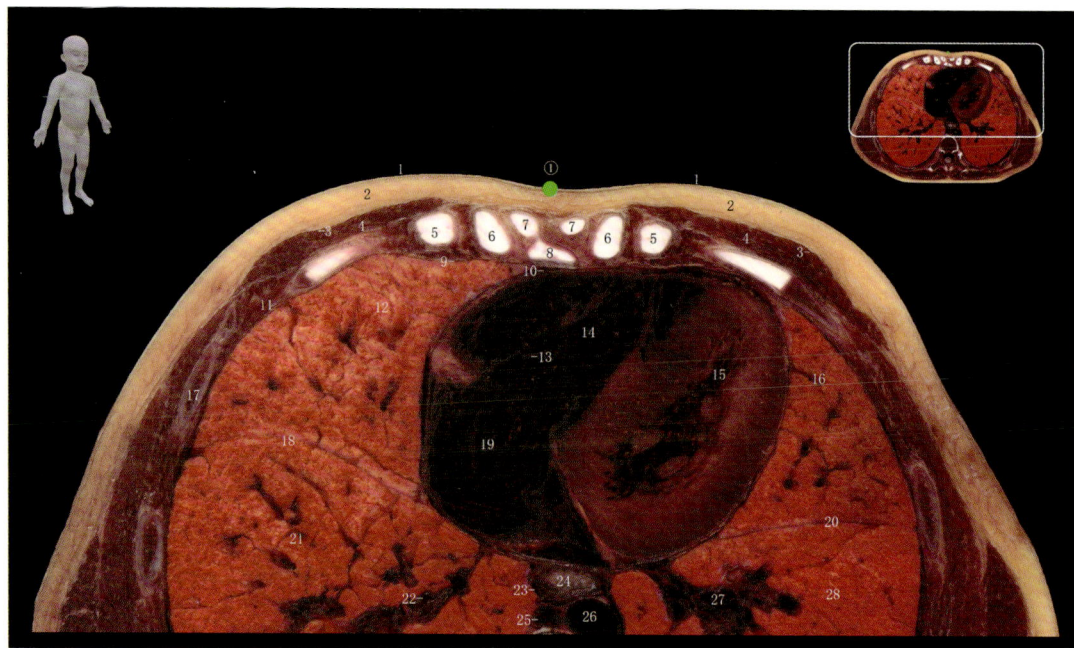

▶▶ 腧穴

① 中庭 Zhōngtíng（CV16）

▶▶ 结构

1. 皮肤 skin

2. 皮下组织 subcutaneous tissue

3. 深筋膜 deep fascia

4. 胸大肌 pectoralis major

5. 第 5 肋软骨 fifth costal cartilage

6. 第 6 肋软骨 sixth costal cartilage

7. 第 7 肋软骨 seventh costal cartilage

8. 剑突 xiphoid process

9. 胸膜腔 pleural cavity

10. 心包腔 pericardial cavity

11. 肋间内外肌 intercostale interni and intercostale externi

12. 右肺上叶 superior lobe of right lung

13. 三尖瓣 tricuspid valve

14. 右心室 right ventricle

15. 左心室 left ventricle

16. 左肺上叶 superior lobe of left lung

17. 第 5 肋 fifth rib

18. 右肺斜裂 oblique fissure of right lung

19. 右心房 right atrium

20. 左肺斜裂 oblique fissure of left lung

21. 右肺下叶 inferior lobe of right lung

22. 右下肺静脉 right inferior pulmonary vein

23. 奇静脉食管隐窝 azygoesophageal recess

24. 食管 esophagus

25. 奇静脉 azygos vein

26. 胸主动脉 thoracic aorta

27. 左下肺静脉 left inferior pulmonary vein

28. 右肺下叶 inferior lobe of right lung

图 3-2-8　经中庭腧穴断层解剖图（横断面）

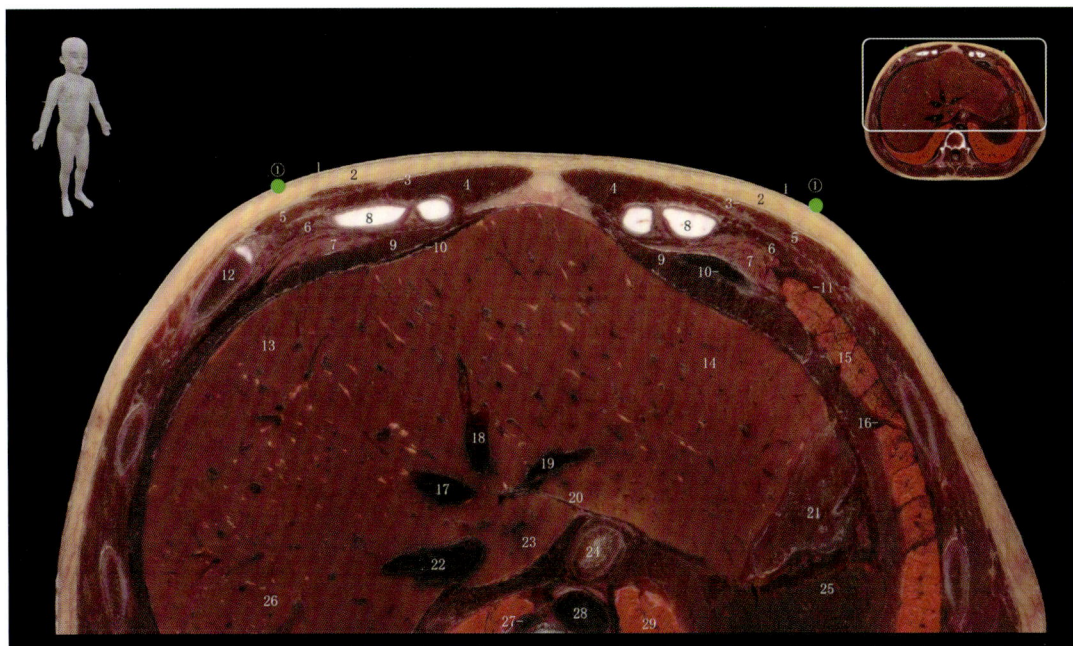

腧穴

① 期门 * Qīmén（LR14）

结构

1. 皮肤 skin
2. 皮下组织 subcutaneous tissue
3. 深筋膜 deep fascia
4. 腹直肌 rectus abdominis
5. 腹外斜肌 obliquus externus abdominis
6. 肋间内外肌 intercostale interni and intercostale externi
7. 心包外脂肪 paracardial adipose tissue
8. 第6肋软骨 sixth costal cartilage
9. 膈 diaphragm
10. 腹膜腔 peritoneal cavity
11. 胸膜腔 pleural cavity
12. 第7肋 seventh rib

13. 右前叶 right anterior lobe
14. 肝左叶 left lobe of liver
15. 左肺上叶 superior lobe of left lung
16. 左肺斜裂 oblique fissure of left lung
17. 肝右静脉 right hepatic vein
18. 肝中静脉 intermediate hepatic vein
19. 肝左静脉 left hepatic vein
20. 静脉韧带裂 fissure for ligamentum venosum
21. 胃底 fundus of stomach
22. 下腔静脉 inferior vena cava
23. 肝尾状叶 hepatic caudate lobe
24. 食管 esophagus
25. 脾 spleen
26. 肝右叶 right lobe of liver
27. 奇静脉 azygos vein
28. 胸主动脉 thoracic aorta
29. 左肺下叶 inferior lobe of left lung

图 3-2-9　经期门腧穴断层解剖图（横断面）

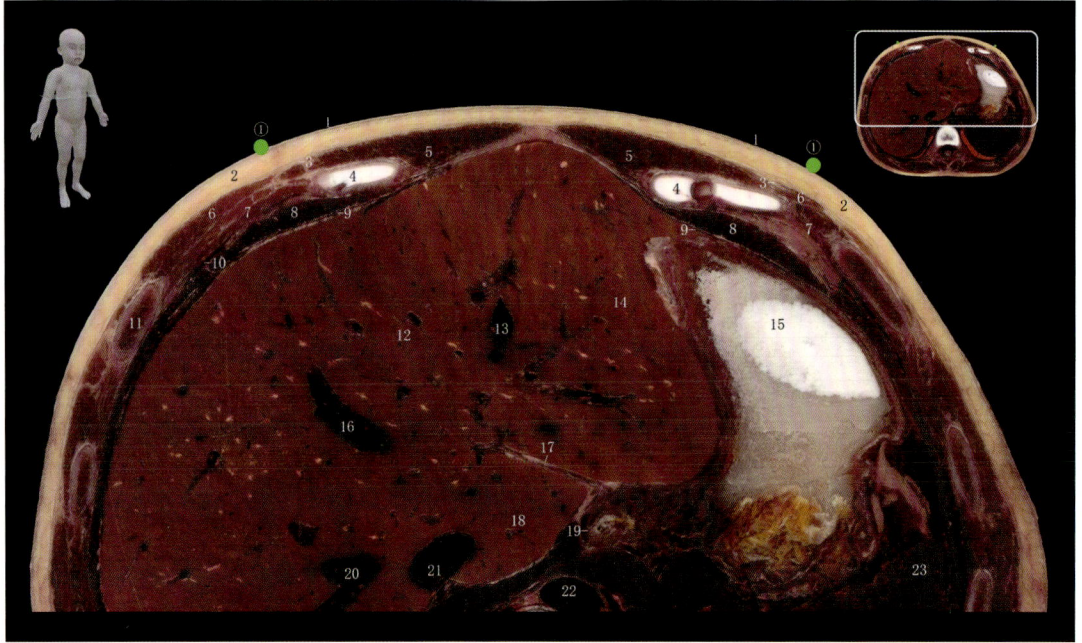

▶▶ 腧穴

① 日月 * Rìyuè（GB24）

▶▶ 结构

1. 皮肤 skin
2. 皮下组织 subcutaneous tissue
3. 腹直肌鞘前层 anterior layer of sheath of rectus abdominis
4. 第 7 肋软骨 seventh costal cartilage
5. 腹直肌 rectus abdominis
6. 腹外斜肌 obliquus externus abdominis
7. 肋间内外肌 intercostale interni and intercostale externi
8. 膈 diaphragm
9 腹膜腔 peritoneal cavity

10. 肋膈隐窝 costodiaphragmatic recess
11. 第 8 肋 eighth rib
12. 肝左内叶 left medial lobe
13. 肝左静脉 left hepatic vein
14. 肝左叶 left lobe of liver
15. 胃体 body of stomach
16. 肝中静脉 intermediate hepatic vein
17. 静脉韧带裂 fissure for ligamentum venosum
18. 尾状叶 hepatic caudate lobe
19. 贲门 cardia
20. 肝右静脉 right hepatic vein
21. 下腔静脉 inferior vena cava
22. 腹主动脉 abdominal aorta
23. 脾 spleen

图 3-2-10　经日月腧穴断层解剖图（横断面）

第三节 腹盆部腧穴断层解剖图

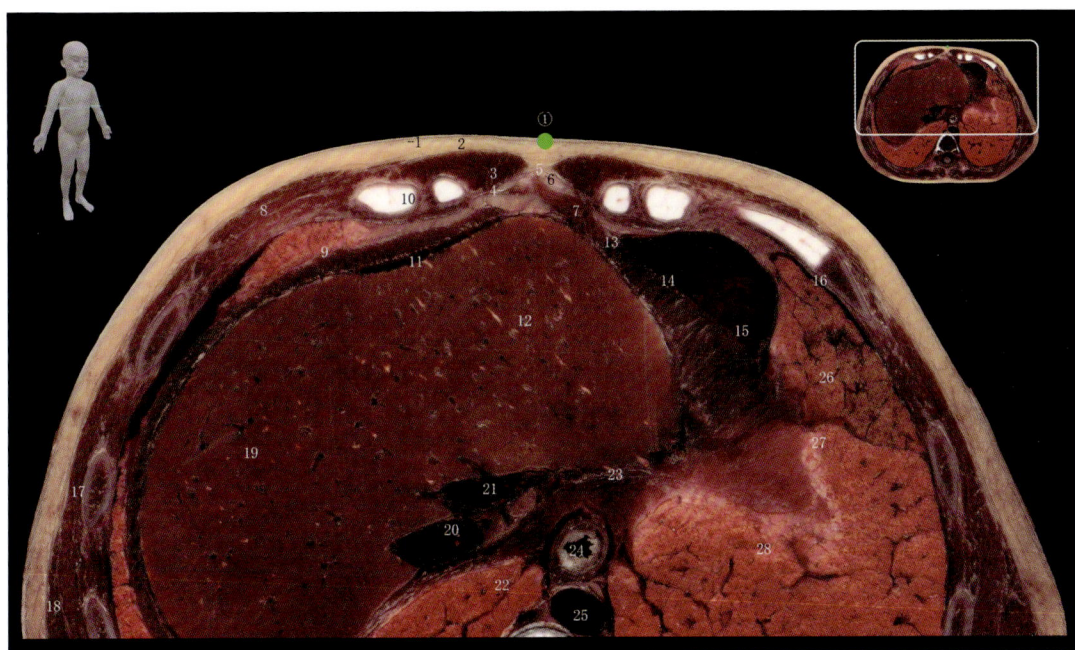

>> 腧穴

① 鸠尾 Jiūwěi（CV15）

>> 结构

1. 皮肤 skin
2. 皮下组织 subcutaneous tissue
3. 腹直肌 rectus abdominis
4. 腹横筋膜 transverse fascia
5. 白线 white line
6. 剑突 body of sternum
7. 胸腺 thymus
8. 腹外斜肌 obliquus externus abdominis
9. 右肺中叶 right lung
10. 肋软骨 costal cartilage
11. 膈肌 diaphragm
12. 肝左叶 left lobe of liver

13. 心包 pericardium
14. 右心室 right ventricle
15. 左心室 left ventricle
16. 胸膜腔 pleural cavity
17. 前锯肌 serratus anterior
18. 背阔肌 latissimus dorsi
19. 肝右叶 right lobe of liver
20. 下腔静脉 inferior vena cava
21. 肝左静脉 left hepatic vein
22. 右肺下叶 inferior lobe of right lung
23. 下肺静脉 inferior pulmonary vein
24. 食管 esophagus
25. 胸主动脉 thoracic aorta
26. 左肺上叶 superior lobe of left lung
27. 左肺斜裂 oblique fissure of left lung
28. 左肺下叶 inferior lobe of left lung

图 3-3-1 经鸠尾腧穴断层解剖图（横断面）

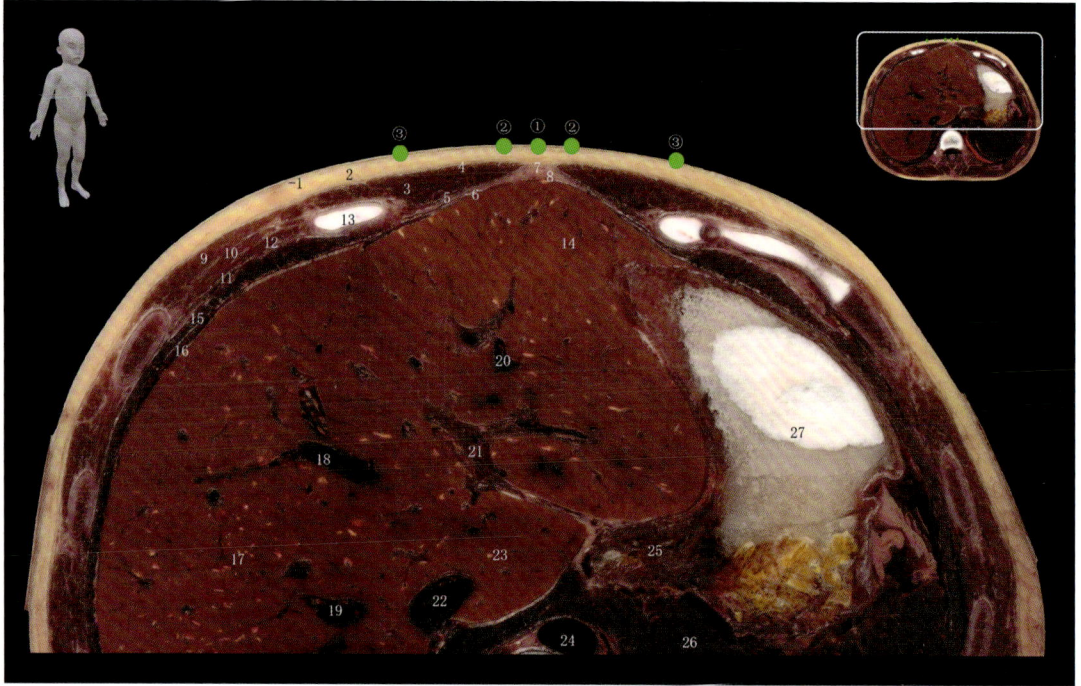

▶▶腧穴

① 巨阙 Jùquè（CV14）

② 幽门 Yōumén（KI21）

③ 不容 Bùróng（ST19）

▶▶结构

1. 皮肤 skin
2. 皮下组织 subcutaneous tissue
3. 腹直肌 rectus abdominis
4. 腹直肌鞘前层 anterior layer of sheath of rectus abdominis
5. 腹直肌鞘后层 posterior layer of sheath of rectus abdominis
6. 腹横筋膜 transverse fascia
7. 白线 white line
8. 腹膜外组织 extraperitoneal tissue
9. 腹外斜肌 obliquus externus abdominis
10. 肋间外肌 intercostale externi
11. 胸膜腔 pleural cavity
12. 肋间内肌 intercostale interni
13. 肋软骨 costal cartilage
14. 肝左叶 left lobe of liver
15. 膈肌 diaphragm
16. 腹膜腔 peritoneal cavity
17. 肝右叶 right lobe of liver
18. 肝中静脉 intermediate hepatic vein
19. 肝右静脉 right hepatic vein
20. 肝左静脉 left hepatic vein
21. 门静脉矢状部 hepatic portal vein
22. 下腔静脉 inferior vena cava
23. 肝尾状叶 caudate lobe of liver
24. 胸主动脉 thoracic aorta
25. 贲门 cardia
26. 脾 spleen
27. 胃体 body of stomach

图 3-3-2　经巨阙、幽门、不容腧穴断层解剖图（横断面）

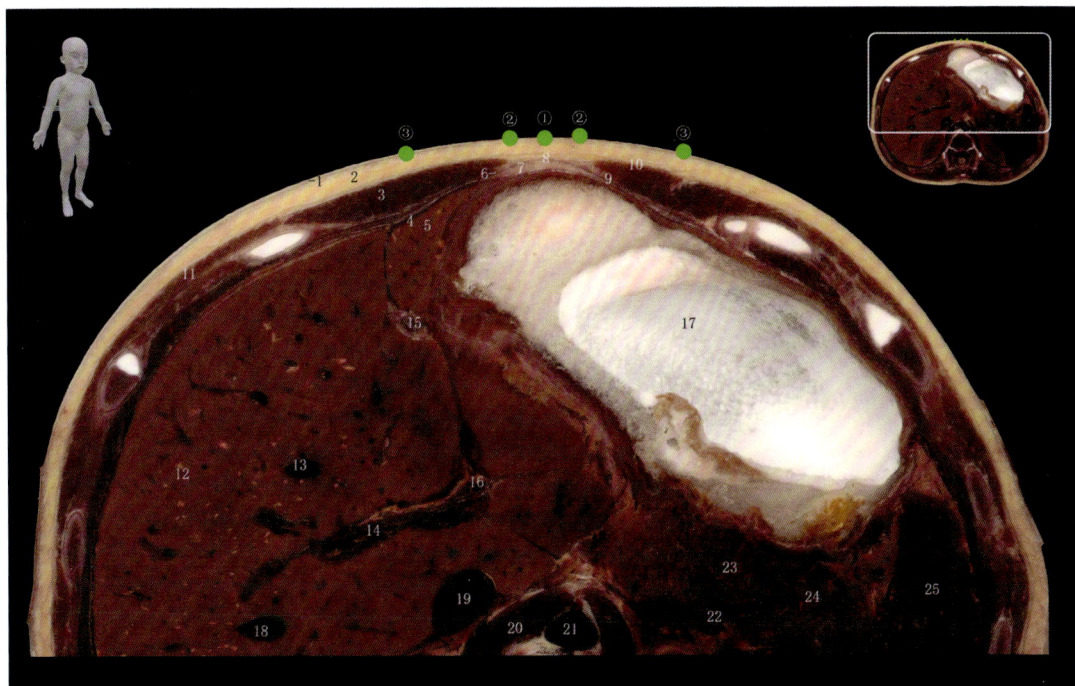

腧穴

① 上脘 Shàngwǎn（CV13）
② 腹通谷 Fùtōnggǔ（KI20）
③ 承满 Chéngmǎn（ST20）

结构

1. 皮肤 skin
2. 皮下组织 subcutaneous tissue
3. 腹直肌 sheath of rectus abdominis
4. 腹膜腔 peritoneal cavity
5. 肝左叶 left lateral lobe of liver
6. 腹横筋膜 transverse fascia
7. 腹膜外组织 extraperitoneal tissue
8. 白线 white line
9. 腹直肌鞘后层 posterior layer of sheath of rectus abdominis

10. 腹直肌鞘前层 anterior layer of sheath of rectus abdominis
11. 腹外斜肌 obliquus externus abdominis
12. 肝右前叶 right anterior lobe of liver
13. 肝中静脉 intermediate hepatic vein
14. 肝门静脉右支 right branch of hepatic portal vein
15. 肝圆韧带 ligamentum teres hepatis
16. 肝门静脉左支 right branch of hepatic portal vein
17. 胃体 body of stomach
18. 肝右静脉 right hepatic vein
19. 下腔静脉 inferior vena cava
20. 膈脚 crus of diaphragm
21. 胸主动脉 abdominal aorta
22. 脾动、静脉 splenic artery and vein
23. 胰体 body of pancreas
24. 胰尾 tail of pancreas
25. 脾 spleen

图 3-3-3　经上脘、腹通谷、承满腧穴断层解剖图（横断面）

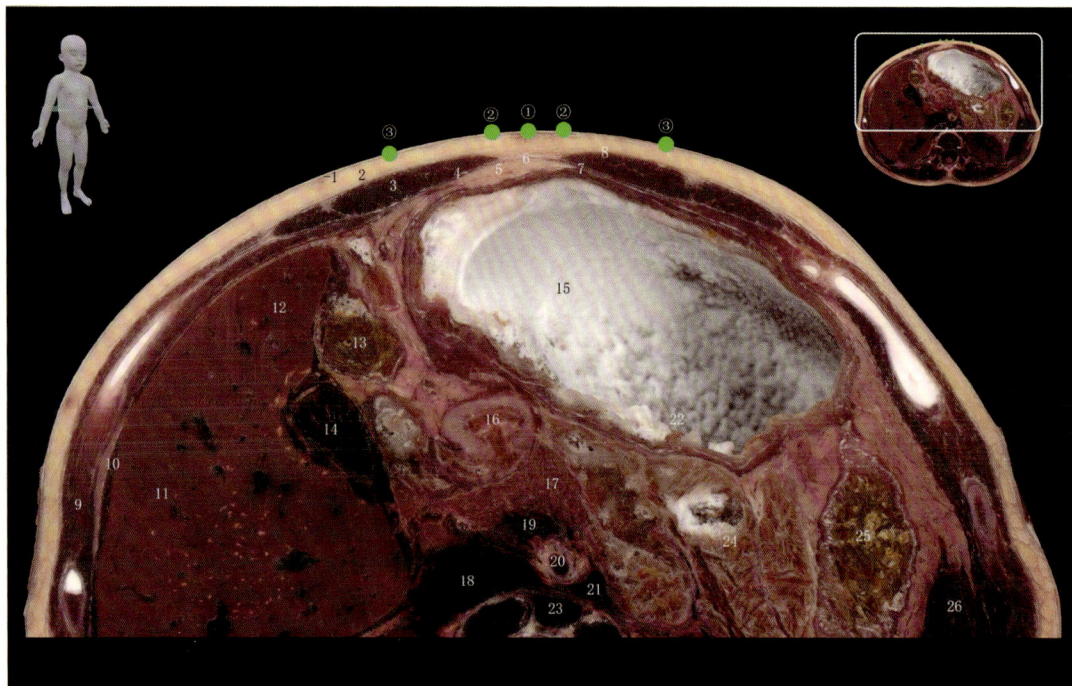

经中脘腧穴立体解
剖结构演示视频

▶▶ 腧穴

① 中脘 * Zhōngwǎn（CV12）
② 阴都 Yīndū（KI19）
③ 梁门 * Liángmén（ST21）

▶▶ 结构

1. 皮肤 skin
2. 皮下组织 subcutaneous tissue
3. 腹直肌 rectus abdominis
4. 腹横筋膜 transverse fascia
5. 腹膜外组织 extraperitoneal tissue
6. 白线 white line
7. 腹直肌鞘后层 posterior layer of sheath of rectus abdominis
8. 腹直肌鞘前层 anterior layer of sheath of rectus abdominis
9. 腹外斜肌 obliquus externus abdominis

10. 腹膜腔 peritoneal cavity
11. 肝右前叶 right anterior lobe of liver
12. 肝左内叶 left medial lobe of liver
13. 升结肠 ascending colon
14. 胆囊 gallbladder
15. 胃体 body of stomach
16. 十二指肠球部 duodenal bulb of duodenum
17. 胰头 head of pancreas
18. 下腔静脉 inferior vena cava
19. 肠系膜上静脉 superior mesenteric vein
20. 肠系膜上动脉 superior mesenteric artery
21. 肾动、静脉 renal artery and vein
22. 膈脚 crus of diaphragm
23. 胸主动脉 thoracic aorta
24. 空肠 ascending colon
25. 结肠左曲 left colic flexure
26. 脾 spleen

图 3-3-4 经中脘、阴都、梁门腧穴断层解剖图（横断面）

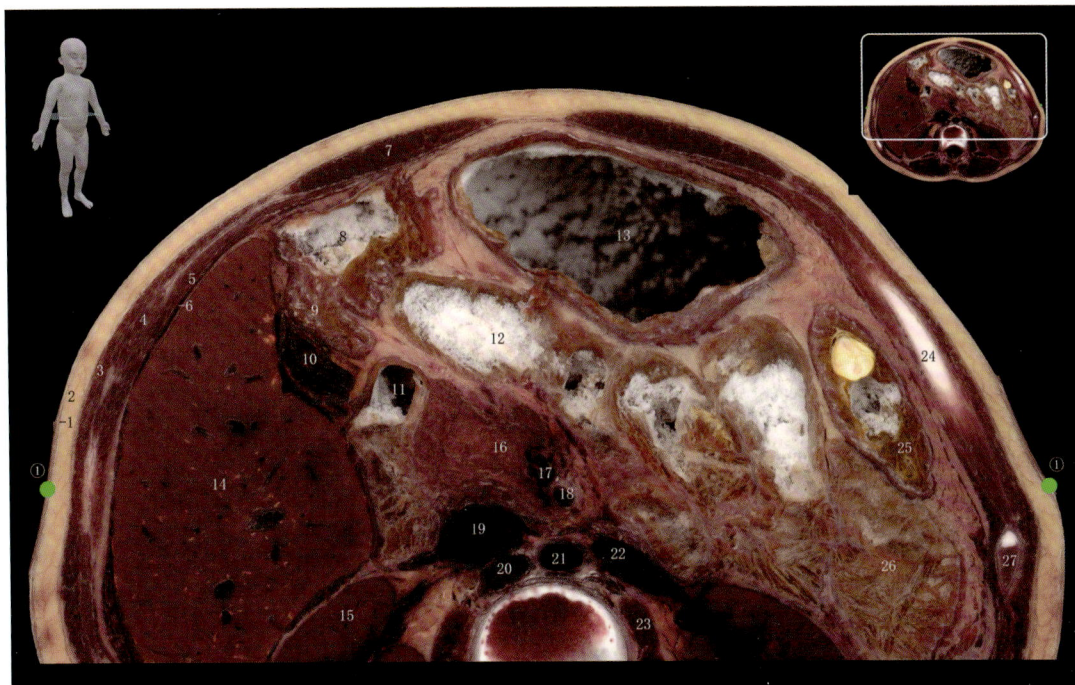

腧穴

① 章门 * Zhāngmén（LR13）

结构

1. 皮肤 skin

2. 皮下组织 subcutaneous tissue

3. 腹外斜肌 obliquus externus abdominis

4. 腹内斜肌 obliquus internus abdominis

5. 腹横肌 transversus abdominis

6. 腹膜腔 peritoneal cavity

7. 腹直肌 rectus abdominis

8. 幽门管 pyloric canal

9. 降结肠 descending colon

10. 胆囊 gallbladder

11. 十二指肠降部 descending part of duodenum

12. 空肠 jejunum

13. 胃体 body of stomach

14. 肝右后叶 right posterior lobe of liver

15. 右肾 right kidney

16. 胰头 head of pancreas

17. 肠系膜上静脉 superior mesenteric vein

18. 肠系膜上动脉 superior mesenteric artery

19. 下腔静脉 inferior vena cava

20. 膈脚 crus of diaphragm

21. 腹主动脉 abdominal aorta

22. 左肾静脉 left renal vein

23. 腰大肌 psoas major

24. 第 10 肋 tenth rib

25. 结肠左曲 left colic flexure

26. 横结肠 descending colon

27. 第 11 肋 eleventh rib

图 3-3-5　经章门腧穴断层解剖图（横断面）

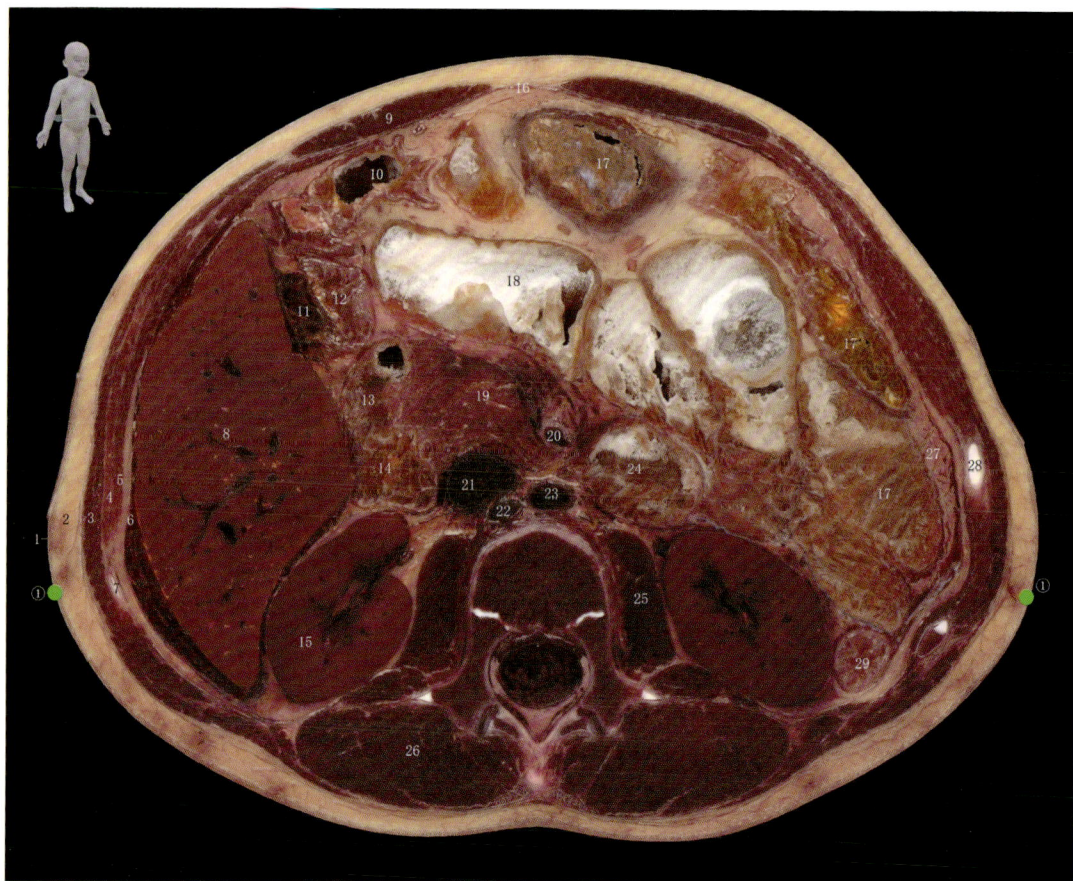

▶▶ 腧穴

① 京门 * Jīngmén（GB25）

▶▶ 结构

1. 皮肤 skin
2. 皮下组织 subcutaneous tissue
3. 腹外斜肌 obliquus externus abdominis
4. 腹内斜肌 obliquus internus abdominis
5. 腹横肌 transversus abdominis
6. 腹膜腔 peritoneal cavity
7. 第 12 肋 twelfth rib

8. 肝右叶 right lobe of liver
9. 腹直肌 rectus abdominis
10. 幽门管 pyloric canal
11. 胆囊 gallbladder
12. 升结肠 ascending colon
13. 十二指肠降部 descending part of duodenum
14. 十二指肠水平部 horizontal part of duodenum
15. 右肾 right kidney
16. 白线 white line
17. 横结肠 transverse colon
18. 空肠 jejunum

19. 胰头 head of pancreas
20. 肠系膜上动脉 superior mesenteric artery
21. 下腔静脉 inferior vena cava
22. 奇静脉 azygos vein
23. 腹主动脉 abdominal aorta
24. 十二指肠升部 ascending part of duodenum
25. 腰大肌 psoas major
26. 竖脊肌 erector spinae
27. 大网膜 greater omentum
28. 第 11 肋 eleventh rib
29. 降结肠 descending colon

图 3-3-6　经京门腧穴断层解剖图（横断面）

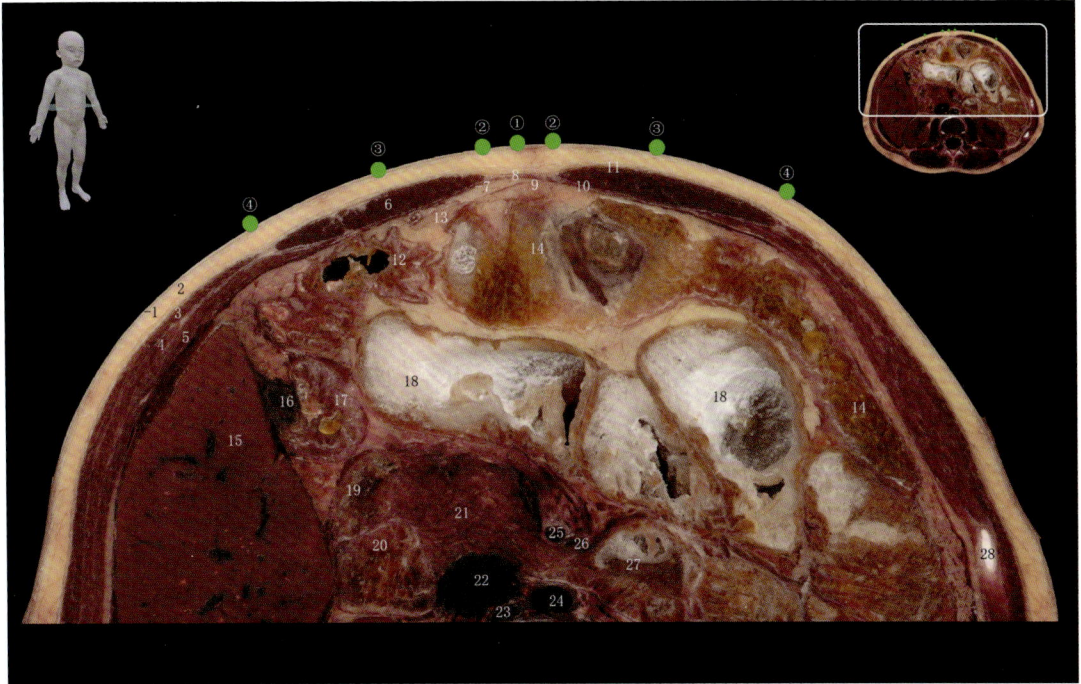

>> 腧穴

① 建里 Jiànlǐ（CV11）
② 石关 Shíguān（KI18）
③ 关门 Guānmén（ST22）
④ 腹哀 Fù'āi（SP16）

>> 结构

1. 皮肤 skin
2. 皮下组织 subcutaneous tissue
3. 腹外斜肌 obliquus externus abdominis
4. 腹内斜肌 obliquus internus abdominis
5. 腹横肌 transversus abdominis
6. 腹直肌 rectus abdominis
7. 腹横筋膜 transverse fascia
8. 白线 white line
9. 腹膜外组织 extraperitoneal tissue
10. 腹直肌鞘后层 posterior layer of sheath of rectus abdominis

11. 腹直肌鞘前层 anterior layer of sheath of rectus abdominis
12. 幽门 pylorus
13. 大网膜 greater omentum
14. 横结肠 transverse colon
15. 肝右叶 right lobe of liver
16. 胆囊 gallbladder
17. 升结肠 ascending colon
18. 空肠 jejunum
19. 十二指肠降部 descending part of duodenum
20. 十二指肠水平部 horizontal part of duodenum
21. 胰头 head of pancreas
22. 下腔静脉 inferior vena cava
23. 奇静脉 azygos vein
24. 腹主动脉 abdominal aorta
25. 肠系膜上动脉 superior mesenteric artery
26. 肠系膜上静脉 superior mesenteric vein
27. 十二指肠升部 ascending part of duodenum
28. 第 12 肋 twelfth rib

图 3-3-7 经建里、石关、关门等腧穴断层解剖图（横断面）

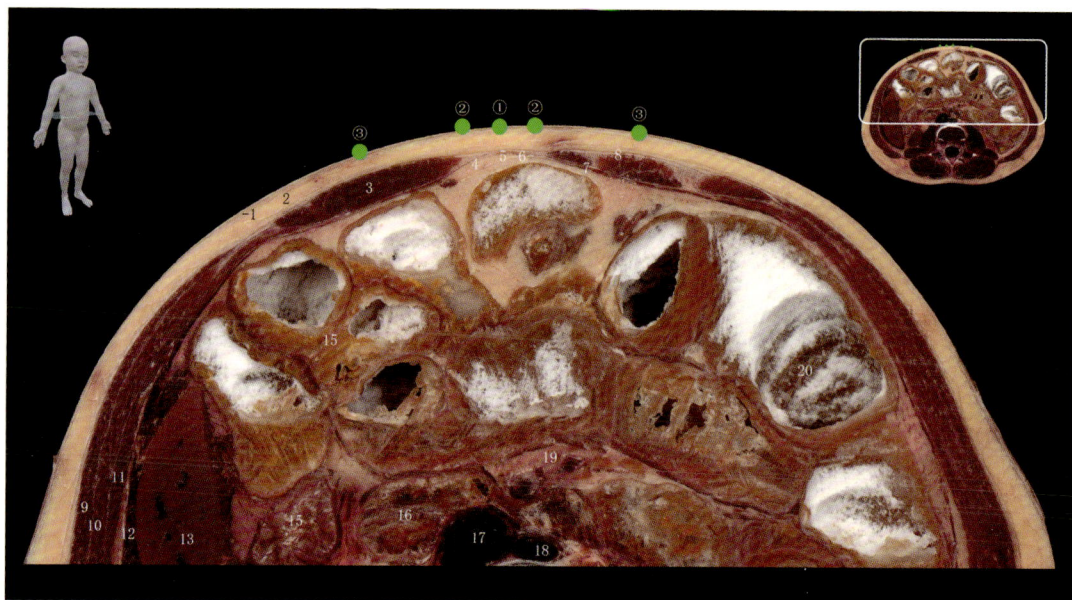

▶▶ 腧穴

① 下脘 * Xiàwǎn（CV10）

② 商曲 Shāngqū（KI17）

③ 太乙 Tàiyǐ（ST23）

▶▶ 结构

1. 皮肤 skin
2. 皮下组织 subcutaneous tissue
3. 腹直肌 rectus abdominis
4. 腹膜外组织 extraperitoneal tissue
5. 白线 white line
6. 腹横筋膜 transverse fascia
7. 腹直肌鞘前层 anterior layer of sheath of rectus abdominis
8. 腹直肌鞘后层 posterior layer of sheath of rectus abdominis
9. 腹外斜肌 rectus abdominis
10. 腹内斜肌 obliquus internus abdominis
11. 腹横肌 transversus abdominis
12. 腹膜腔 peritoneal cavity
13. 肝右叶 right lobe of liver
14. 回肠 ileum
15. 升结肠 transverse colon
16. 十二指肠水平部 descending part of duodenum
17. 下腔静脉 inferior vena cava
18. 腹主动脉 abdominal aorta
19. 肠系膜根 radix of mesentery
20. 空肠 transverse colon

图 3-3-8　经下脘、商曲、太乙腧穴断层解剖图（横断面）

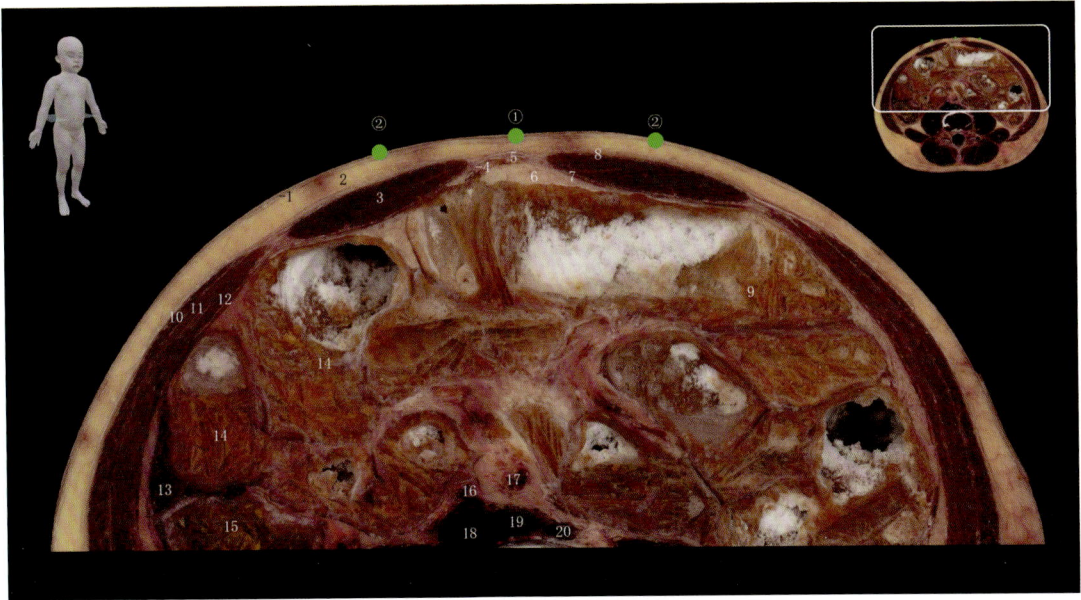

▶▶ 腧穴

① 水分 Shuǐfēn（CV9）

② 滑肉门 Huáròumén（ST24）

▶▶ 结构

1. 皮肤 skin
2. 皮下组织 subcutaneous tissue
3. 腹直肌 rectus abdominis
4. 腹横筋膜 transverse fascia
5. 白线 white line
6. 腹膜外组织 extraperitoneal tissue
7. 腹直肌鞘后层 posterior layer of sheath of rectus abdominis
8. 腹直肌鞘前层 anterior layer of sheath of rectus abdominis
9. 横结肠 transverse colon
10. 腹外斜肌 obliquus externus abdominis
11. 腹内斜肌 obliquus internus abdominis
12. 腹横肌 transversus abdominis
13. 右结肠旁沟 right paracolic sulcus
14. 回肠 ileum
15. 升结肠 ascending colon
16. 肠系膜下静脉 inferior mesenteric vein
17. 肠系膜下动脉 inferior mesenteric artery
18. 下腔静脉 inferior vena cava
19. 右髂总动脉 right common iliac artery
20. 左髂总动脉 left common iliac artery

图 3-3-9　经水分、滑肉门腧穴断层解剖图（横断面）

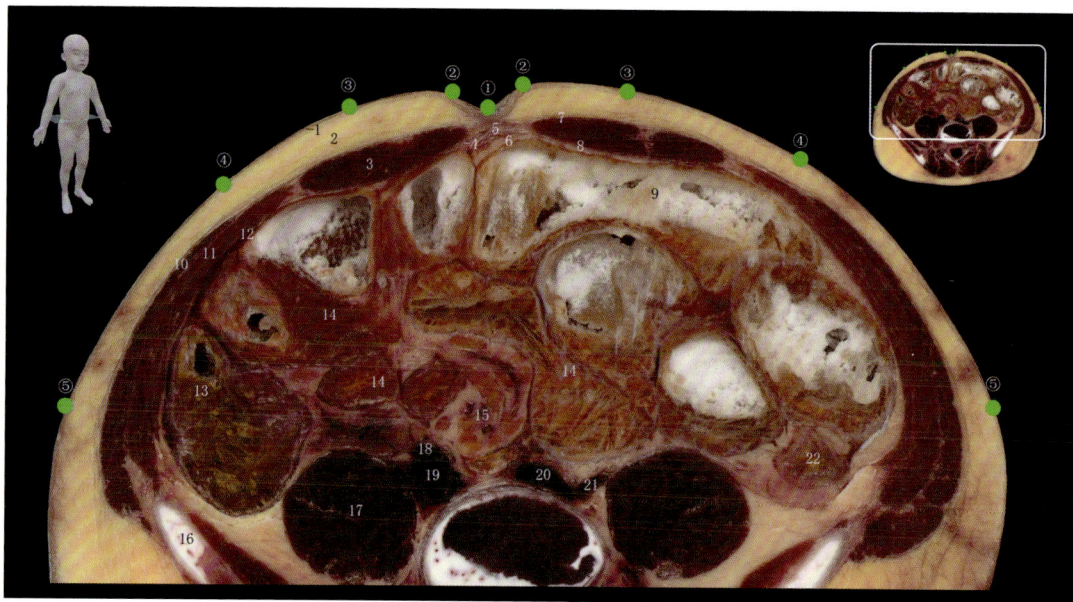

经天枢腧穴立体解
剖结构演示视频

▶▶ 腧穴

① 神阙 *Shénquè（CV8）

② 肓俞 Huāngshū（KI16）

③ 天枢 *Tiānshū（ST25）

④ 大横 *Dàhéng（SP15）

⑤ 带脉 Dàimài（GB26）

▶▶ 结构

1. 皮肤 skin

2. 皮下组织 subcutaneous tissue

3. 腹直肌 rectus abdominis

4. 腹横筋膜 transverse fascia

5. 白线 white line

6. 腹膜外组织 extraperitoneal tissue

7. 腹直肌鞘前层 anterior layer of sheath of rectus abdominis

8. 腹直肌鞘后层 posterior layer of sheath of rectus abdominis

9. 空肠 jejunum

10. 腹外斜肌 obliquus externus abdominis

11. 腹内斜肌 obliquus internus abdominis

12. 腹横肌 transversus abdominis

13. 盲肠 cecum

14. 回肠 ileum

15. 回结肠动、静脉 ileocolic artery and vein

16. 髂骨翼软骨 ala cartilage of ilium

17. 腰大肌 psoas major

18. 右髂总动脉 right common iliac artery

19. 右髂总静脉 right common iliac vein

20. 左髂总静脉 left common iliac vein

21. 左髂总动脉 left common iliac artery

22. 乙状结肠 sigmoid colon

图 3-3-10　经神阙、肓俞、天枢等腧穴断层解剖图（横断面）

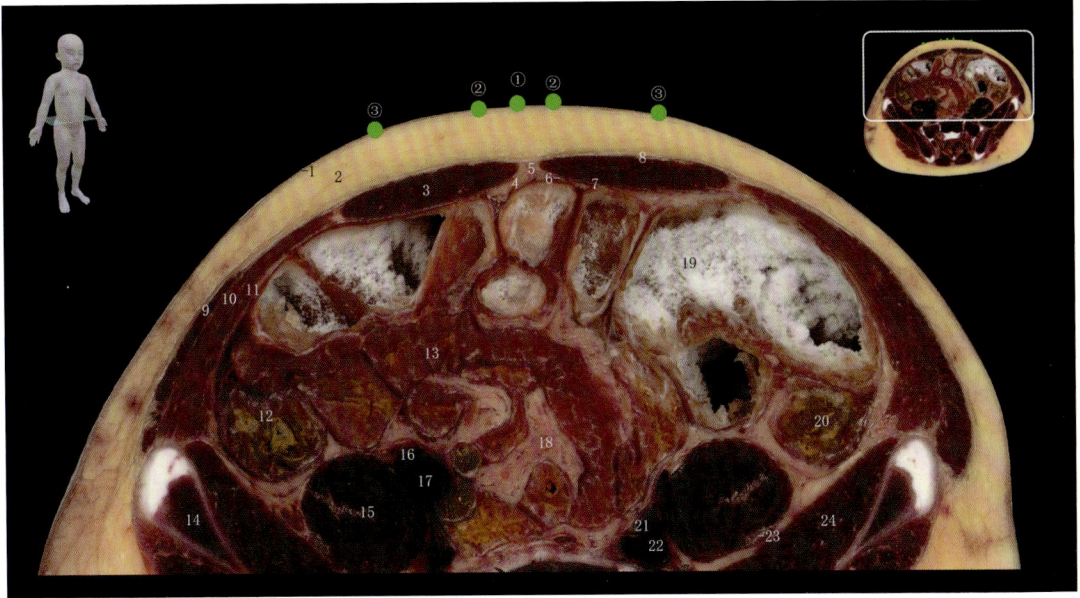

腧穴

① 阴交 Yīnjiāo（CV7）

② 中注 Zhōngzhù（KI15）

③ 外陵 Wàilíng（ST26）

结构

1. 皮肤 skin
2. 皮下组织 subcutaneous tissue
3. 腹直肌 rectus abdominis
4. 腹膜外组织 extraperitoneal tissue
5. 白线 white line
6. 腹横筋膜 transverse fascia
7. 腹直肌鞘后层 posterior layer of sheath of rectus abdominis
8. 腹直肌鞘前层 anterior layer of sheath of rectus abdominis

9. 腹外斜肌 obliquus externus abdominis
10. 腹内斜肌 obliquus internus abdominis
11. 腹横肌 transversus abdominis
12. 盲肠 cecum
13. 回肠 ileum
14. 髂骨翼 ala of ilium
15. 腰大肌 gluteus medius
16. 右髂外动脉 right external iliac artery
17. 右髂外静脉 right external iliac vein
18. 肠系膜 mesentery
19. 空肠 jejunum
20. 乙状结肠 sigmoid colon
21. 左髂内动脉 left internal iliac artery
22. 左髂内静脉 left internal iliac vein
23. 股神经 femoral nerve
24. 髂肌 iliacus

图 3-3-11　经阴交、中注、外陵腧穴断层解剖图（横断面）

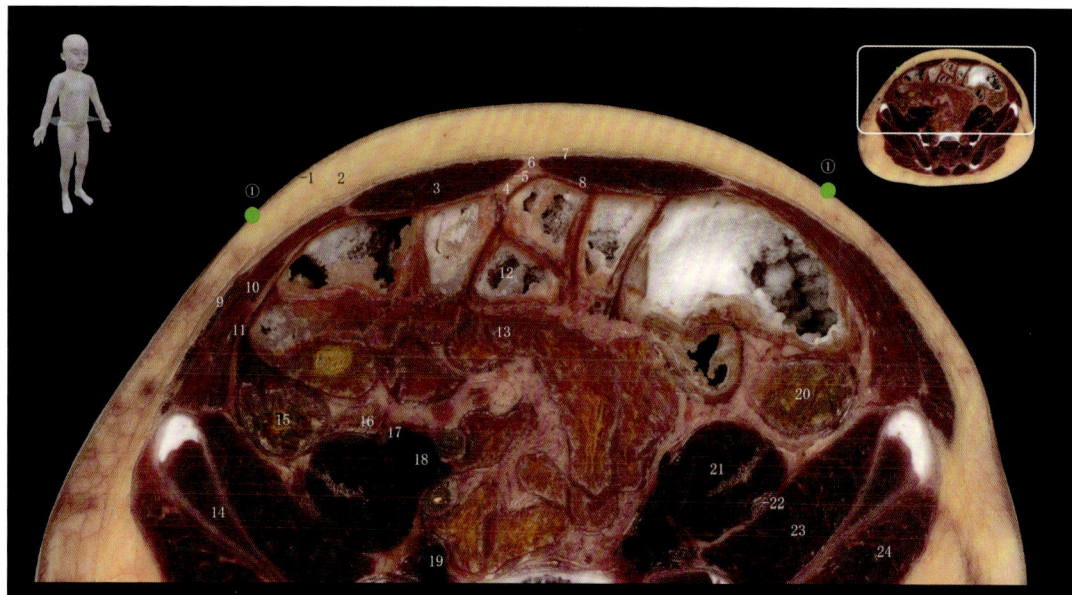

▶▶ 腧穴

① 腹结 Fùjié（SP14）

▶▶ 结构

1. 皮肤 skin

2. 皮下组织 subcutaneous tissue

3. 腹直肌 rectus abdominis

4. 腹膜外组织 extraperitoneal tissue

5. 腹横筋膜 transverse fascia

6. 白线 white line

7. 腹直肌鞘前层 anterior layer of sheath of rectus abdominis

8. 腹直肌鞘后层 posterior layer of sheath of rectus abdominis

9. 腹外斜肌 obliquus externus abdominis

10. 腹内斜肌 obliquus internus abdominis

11. 腹直肌 rectus abdominis

12. 空肠 jejunum

13. 回肠 ileum

14. 髂骨翼 ala of ilium

15. 盲肠 cecum

16. 阑尾 vermiform appendix

17. 髂外动脉 external iliac artery

18. 髂外静脉 external iliac vein

19. 髂内动、静脉 internal iliac artery and vein

20. 乙状结肠 sigmoid colon

21. 腰大肌 psoas major

22. 股神经 femoral nerve

23. 髂肌 iliacus

24. 臀中肌 gluteus medius

图 3-3-12　经腹结腧穴断层解剖图（横断面）

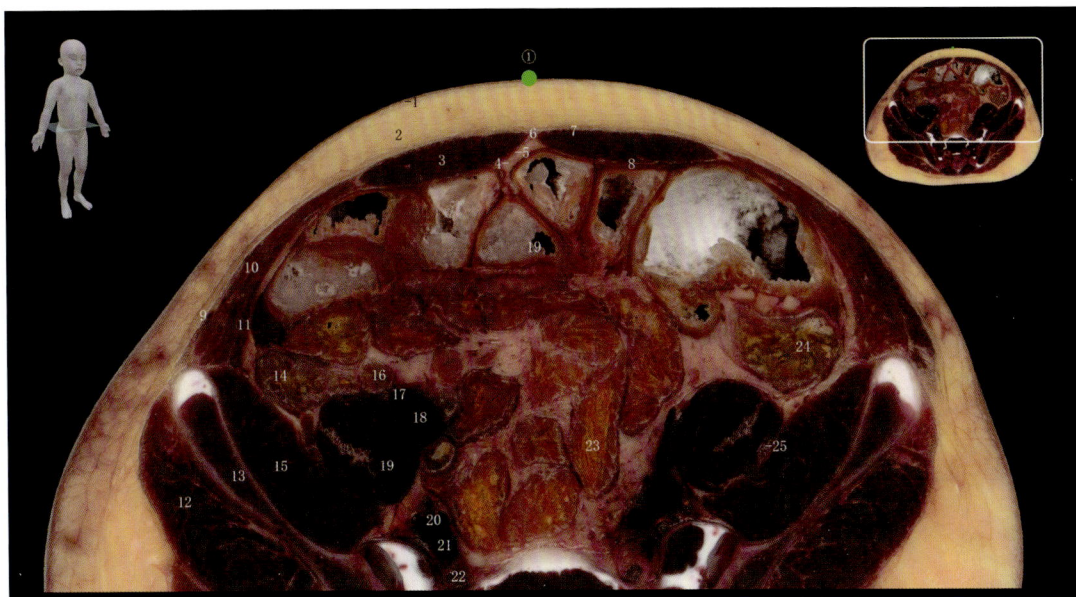

▶▶腧穴

① 气海*Qìhǎi（CV6）

▶▶结构

1. 皮肤 skin
2. 皮下组织 subcutaneous tissue
3. 腹直肌 rectus abdominis
4. 腹膜外组织 extraperitoneal tissue
5. 腹横筋膜 transverse fascia
6. 白线 white line
7. 腹直肌鞘前层 anterior layer of sheath of rectus abdominis
8. 腹直肌鞘后层 posterior layer of sheath of rectus abdominis
9. 腹外斜肌 obliquus externus abdominis
10. 腹内斜肌 obliquus internus abdominis
11. 腹横肌 transversus abdominis
12. 臀中肌 gluteus medius
13. 髂骨翼 ala of ilium
14. 盲肠 cecum
15. 髂肌 iliacus
16. 阑尾 vermiform appendix
17. 髂外动脉 external iliac artery
18. 髂外静脉 external iliac vein
19. 腰大肌 psoas major
20. 髂内动脉 internal iliac artery
21. 髂内静脉 internal iliac vein
22. 闭孔神经 obturator nerve
23. 回肠 ileum
24. 乙状结肠 sigmoid colon
25. 股神经 femoral nerve

图 3-3-13　经气海腧穴断层解剖图（横断面）

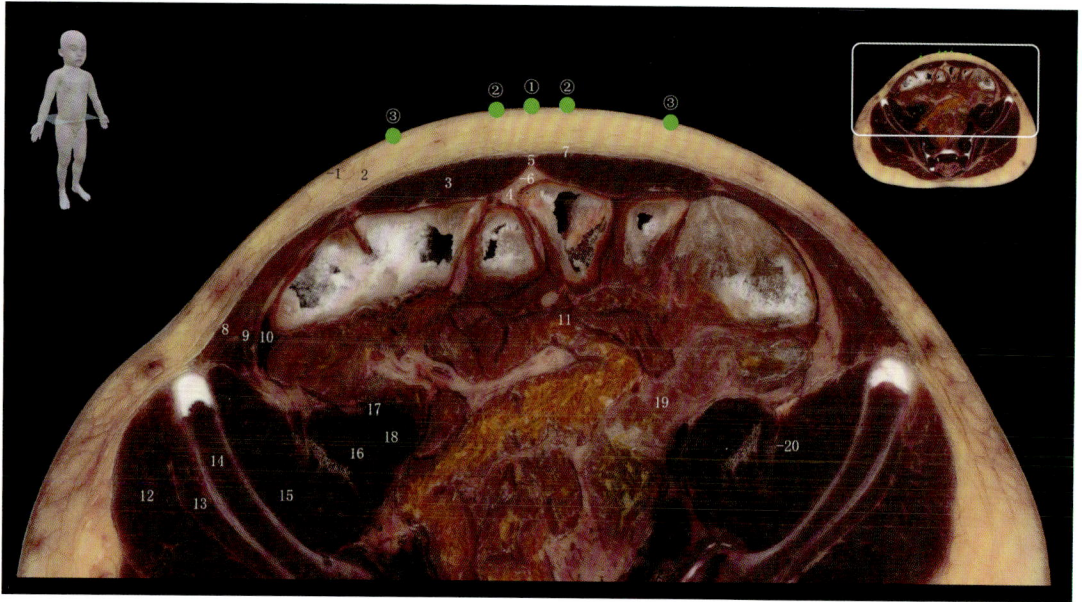

▶▶ 腧穴

① 石门 Shímén（CV5）

② 四满 Sìmǎn（KI14）

③ 大巨 Dàjù（ST27）

▶▶ 结构

1. 皮肤 skin

2. 皮下组织 subcutaneous tissue

3. 腹直肌 rectus abdominis

4. 腹膜外组织 extraperitoneal tissue

5. 白线 white line

6. 腹横筋膜 transverse fascia

7. 腹直肌鞘前层 anterior layer of sheath of rectus abdominis

8. 腹内斜肌 obliquus externus abdominis

9. 腹横肌 transversus abdominis

10. 腹膜腔 peritoneal cavity

11. 回肠 ileum

12. 臀中肌 gluteus medius

13. 臀小肌 gluteus minimus

14. 髂骨翼 ala of ilium

15. 髂肌 iliacus

16. 腰大肌 iliacus

17. 右髂外动脉 right external iliac artery

18. 右髂外静脉 right external iliac vein

19. 乙状结肠 sigmoid colon

20. 股神经 femoral nerve

图 3-3-14　经石门、四满、大巨腧穴断层解剖图（横断面）

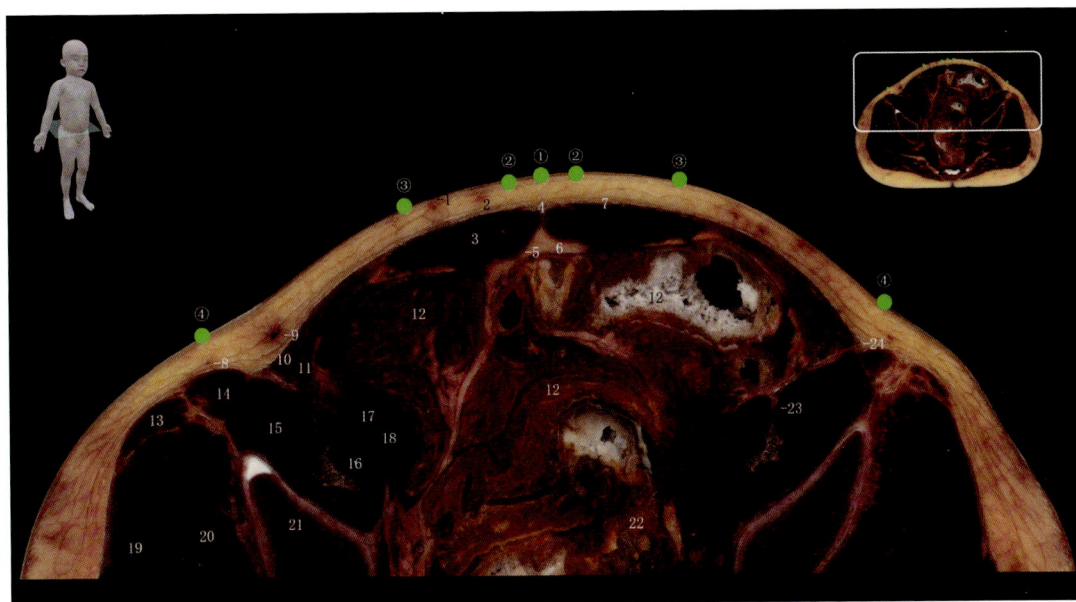

▶▶腧穴

① 关元*Guānyuán（CV4）

② 气穴 Qìxué（KI13）

③ 水道 Shuǐdào（ST28）

④ 五枢 Wǔshū（GB27）

▶▶结构

1. 皮肤 skin

2. 皮下组织 subcutaneous tissue

3. 腹直肌 rectus abdominis

4. 白线 white line

5. 腹横筋膜 transverse fascia

6. 腹膜外组织 extraperitoneal tissue

7. 腹直肌鞘前层 anterior layer of sheath of rectus abdominis

8. 旋髂浅动脉 superficial iliac circumflex artery

9. 旋髂浅静脉 superficial iliac circumflex vein

10. 腹内斜肌 obliquus externus abdominis

11. 腹横肌 transversus abdominis

12. 回肠 ileum

13. 阔筋膜张肌 tensor fasciae latae

14. 缝匠肌 sartorius

15. 髂肌 iliacus

16. 腰大肌 psoas major

17. 髂外动脉 external iliac artery

18. 髂外静脉 external iliac vein

19. 臀中肌 gluteus medius

20. 臀小肌 gluteus minimus

21. 髂骨 ilium

22. 乙状结肠 sigmoid colon

23. 股神经 femoral nerve

24. 股外侧皮神经 lateral femoral cutaneous nerve

图 3-3-15　经关元、气穴、水道等腧穴断层解剖图（横断面）

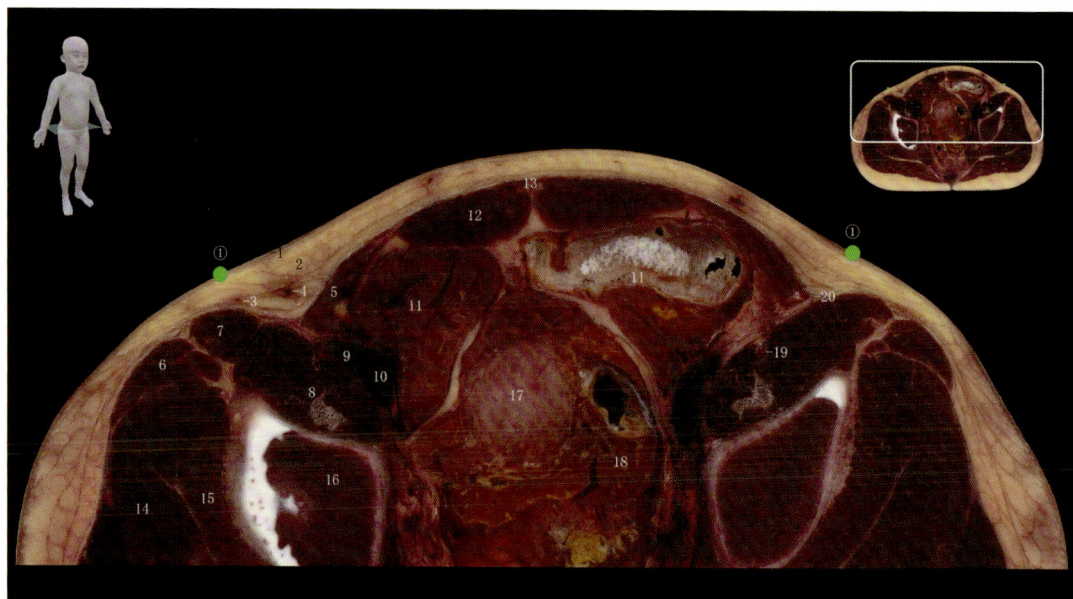

▶▶ 腧穴

① 维道 Wéidào（GB28）

▶▶ 结构

1. 皮肤 skin
2. 皮下组织 subcutaneous tissue
3. 旋髂浅动脉 superficial iliac circumflex artery
4. 旋髂浅静脉 superficial iliac circumflex vein
5. 腹内斜肌 obliquus internus abdominis
6. 阔筋膜张肌 tensor fasciae latae
7. 缝匠肌 sartorius
8. 髂腰肌 iliopsoas

9. 髂外动脉 external iliac artery
10. 髂外静脉 external iliac vein
11. 回肠 ileum
12. 腹直肌 rectus abdominis
13. 白线 white line
14. 臀中肌 gluteus medius
15. 臀小肌 gluteus minimus
16. 髂骨 ilium
17. 膀胱 urinary bladder
18. 乙状结肠 sigmoid colon
19. 股神经 femoral nerve
20. 股外侧皮神经 lateral femoral cutaneous nerve

图 3-3-16　经维道腧穴断层解剖图（横断面）

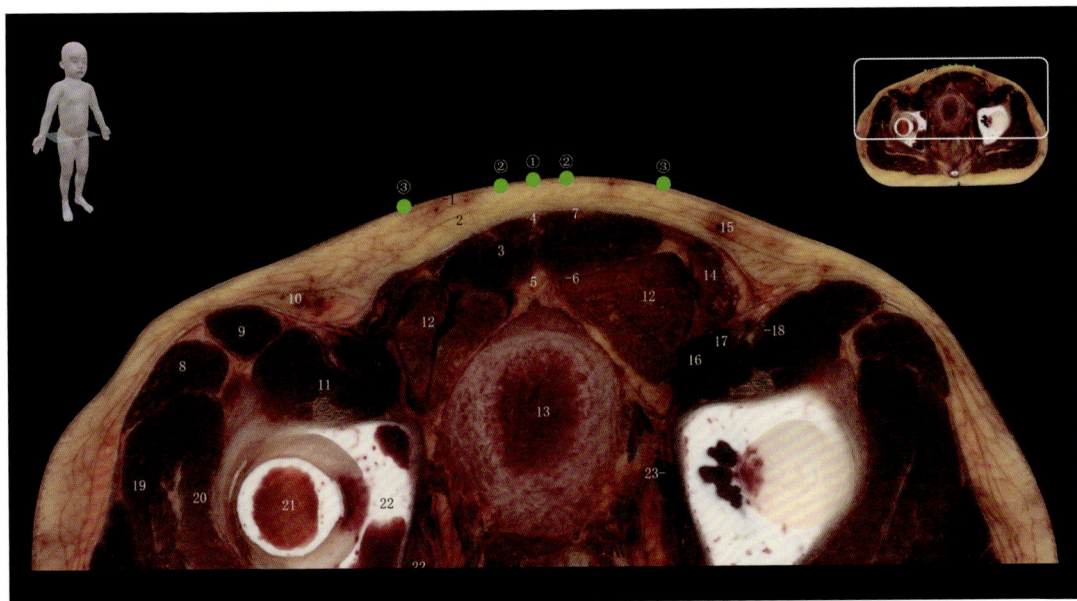

经中极腧穴立体解
剖结构演示视频

>> 腧穴

① 中极 * Zhōngjí（CV3）
② 大赫 * Dàhè（KI12）
③ 归来 * Guīlái（ST29）

>> 结构

1. 皮肤 skin
2. 皮下组织 subcutaneous tissue
3. 腹直肌 rectus abdominis
4. 白线 white line
5. 腹膜外组织 extraperitoneal tissue
6. 腹横筋膜 transverse fascia
7. 腹直肌鞘前层 anterior layer of sheath of rectus abdominis
8. 阔筋膜张肌 tensor fasciae latae

9. 缝匠肌 sartorius
10. 旋髂浅动、静脉 superficial iliac circumflex artery and vein
11. 髂腰肌 iliopsoas
12. 回肠 ileum
13. 膀胱 urinary bladder
14. 精索 spermatic cord
15. 腹壁浅静脉 superficial epigastric vein
16. 髂外静脉 external iliac vein
17. 髂内动脉 internal iliac artery
18. 股神经 femoral nerve
19. 臀中肌 gluteus maximus
20. 臀小肌 gluteus minimus
21. 股骨头 femoral head
22. 坐骨 ischium
23. 膀胱静脉丛 vesical venous plexus

图 3-3-17 经中极、大赫、归来腧穴断层解剖图（横断面）

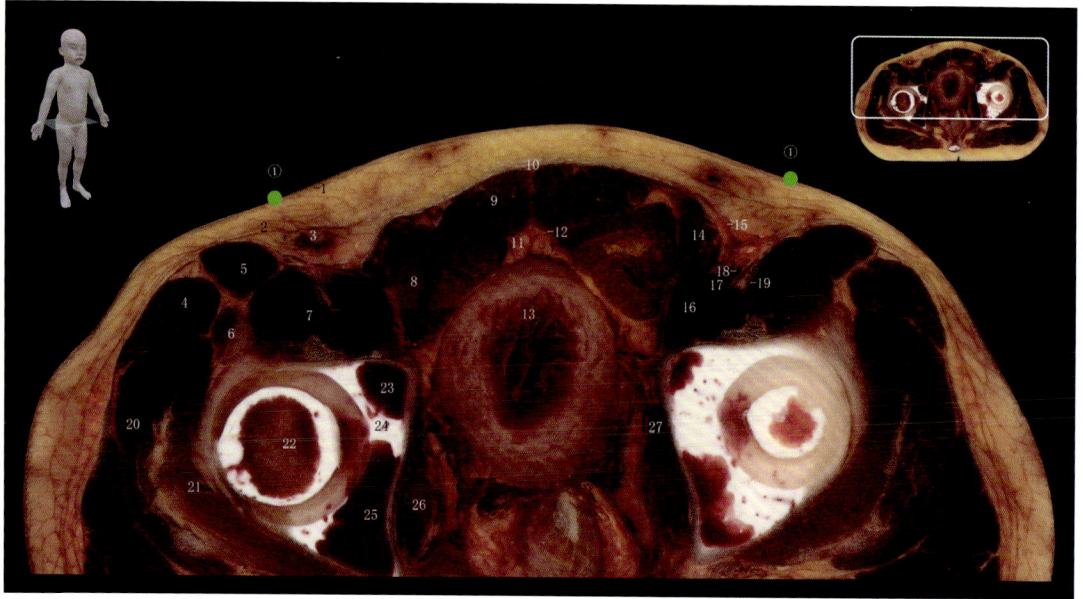

▶▶ 腧穴

① 府舍 Fǔshè（SP13）

▶▶ 结构

1. 皮肤 skin
2. 皮下组织 subcutaneous tissue
3. 旋髂浅动、静脉 superficial iliac circumflex artery and vein
4. 阔筋膜张肌 tensor fasciae latae
5. 缝匠肌 sartorius
6. 股直肌 rectus femoris
7. 髂腰肌 iliopsoas
8. 回肠 ileum
9. 腹直肌 rectus abdominis
10. 白线 white line
11. 腹膜外组织 extraperitoneal tissue
12. 腹横筋膜 transverse fascia
13. 膀胱 urinary bladder
14. 精索 spermatic cord
15. 腹外斜肌腱膜 obliquus externus abdominis tendon membrane
16. 股静脉 femoral vein
17. 股动脉 femoral artery
18. 腹壁下静脉 inferior epigastric vein
19. 股神经 femoral nerve
20. 臀中肌 gluteus medius
21. 臀小肌 gluteus minimus
22. 股骨头 femoral head
23. 耻骨 pubis
24. Y 形软骨 Y-shaped cartilage
25. 坐骨 ischium
26. 闭孔内肌 obturator internus
27. 膀胱静脉丛 vesical venous plexus

图 3-3-18　经府舍腧穴断层解剖图（横断面）

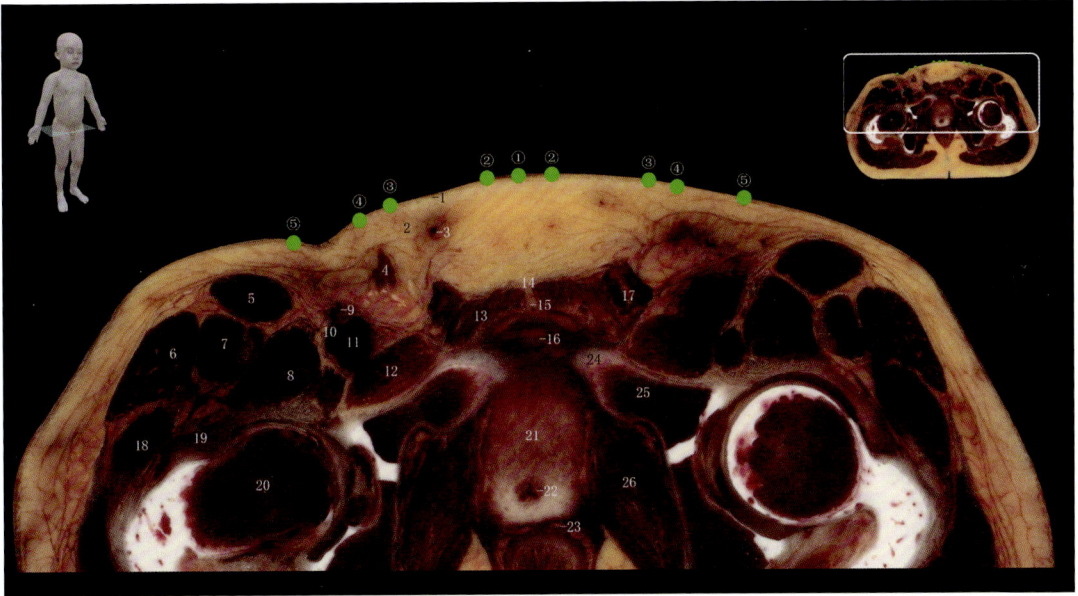

经气冲腧穴立体解
剖结构演示视频

▶▶ 腧穴

① 曲骨 Qūgǔ（CV2）

② 横骨 Hénggǔ（KI11）

③ 气冲 *Qìchōng（ST30）

④ 急脉 Jímài（LR12）

⑤ 冲门 Chōngmén（SP12）

▶▶ 结构

1. 皮肤 skin

2. 皮下组织 subcutaneous tissue

3. 腹壁浅静脉 superficial epigastric vein

4. 旋髂浅静脉 superficial iliac circumflex vein

5. 缝匠肌 sartorius

6. 阔筋膜张肌 tensor fasciae latae

7. 股直肌 rectus femoris

8. 髂腰肌 iliopsoas

9. 腹壁下动脉 inferior epigastric artery

10. 股动脉 femoral artery

11. 股静脉 femoral vein

12. 耻骨肌 pectineus

13. 腹直肌 rectus abdominis

14. 白线 white line

15. 腹横筋膜 transverse fascia

16. 腹膜腔 peritoneal cavity

17. 精索 spermatic cord

18. 臀中肌 gluteus medius

19. 髂股韧带 iliofemoral ligament

20. 股骨头 femoral head

21. 膀胱 urinary bladder

22. 尿道 urethra

23. 输精管 deferent duct

24. 耻骨上韧带 superior pubic ligament

25. 耻骨上支 superior ramus of pubis

26. 闭孔内肌 obturator internus

图 3-3-19　经曲骨、横骨、气冲等腧穴断层解剖图（横断面）

第四节　背部腧穴断层解剖图

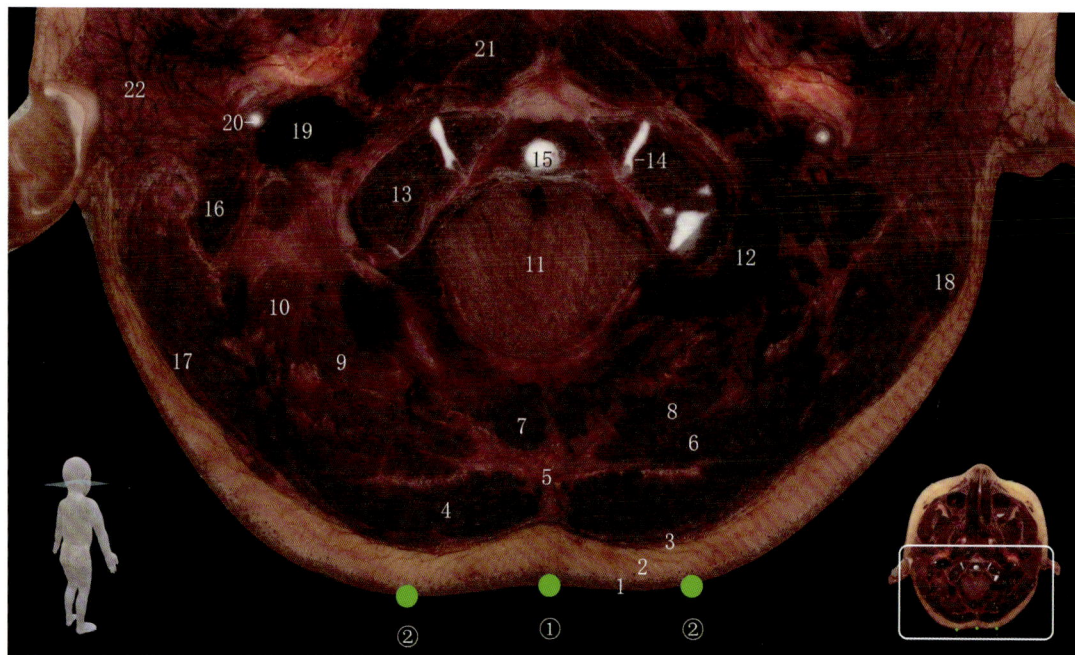

经风池腧穴立体解
剖结构演示视频

▶▶ 腧穴

① 风府 * Fēngfǔ（GV16）
② 风池 * Fēngchí（GB20）

▶▶ 结构

1. 皮肤 skin
2. 皮下组织 subcutaneous tissue
3. 深筋膜 deep fascia
4. 斜方肌 trapezius
5. 项韧带 ligamentum nuchae
6. 头半棘肌 semispinalis capitis
7. 头后小直肌 rectus capitis posterior minor
8. 头后大直肌 rectus capitis posterior major
9. 头下斜肌 obliquus capitis inferior
10. 头最长肌 longissimus capitis
11. 颈髓 cervical cord
12. 椎动脉 vertebral artery
13. 枕髁 occipital condyle
14. 斜坡枕髁间软骨 clivus occipital intercondylar cartilage
15. 齿突软骨 odontoid cartilage
16. 二腹肌后腹 posterior belly of digastric
17. 头夹肌 splenius capitis
18. 胸锁乳突肌 sternocleidomastoid
19. 颈内静脉 internal jugular vein
20. 颞骨茎突 styloid process of temporal bone
21. 头长肌和颈长肌 longus scapitis and longus colli
22. 腮腺 parotid gland

图 3-4-1　经风府、风池腧穴断层解剖图（横断面）

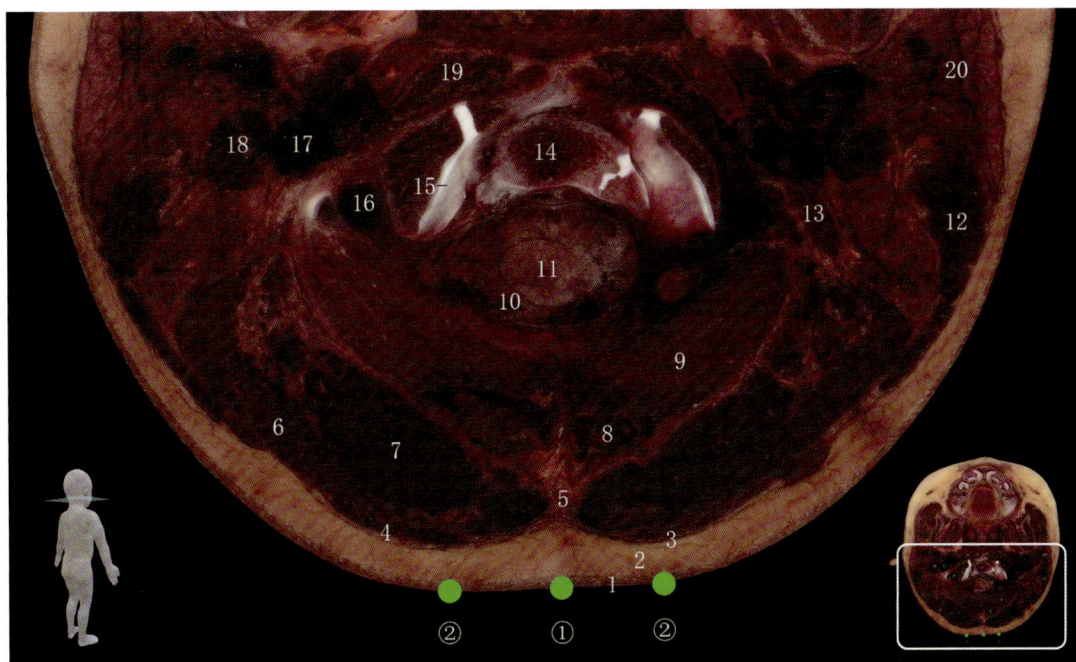

① 哑门 * Yǎmén（GV15）

② 天柱 * Tiānzhù（BL10）

>> 结构

1. 皮肤 skin

2. 皮下组织 subcutaneous tissue

3. 深筋膜 deep fascia

4. 斜方肌 trapezius

5. 项韧带 ligamentum nuchae

6. 头夹肌 splenius capitis

7. 头半棘肌 semispinalis capitis

8. 头后大直肌 rectus capitis posterior major

9. 头下斜肌 obliquus capitis inferior

10. 椎弓板 lamina of vertebral arch

11. 颈髓 cervical cord

12. 胸锁乳突肌 sternocleidomastoid

13. 肩胛提肌 levator scapulae

14. 枢椎 axis

15. 枢椎神经弓中心软骨联合 neurocentral sysnchondrosis of axis

16. 椎动脉 vertebral artery

17. 颈内静脉 internal jugular vein

18. 二腹肌后腹 posterior belly of digastric

19. 头长肌和颈长肌 longus scapitis and longus colli

20. 腮腺 parotid gland

图 3-4-2　经哑门、天柱腧穴断层解剖图（横断面）

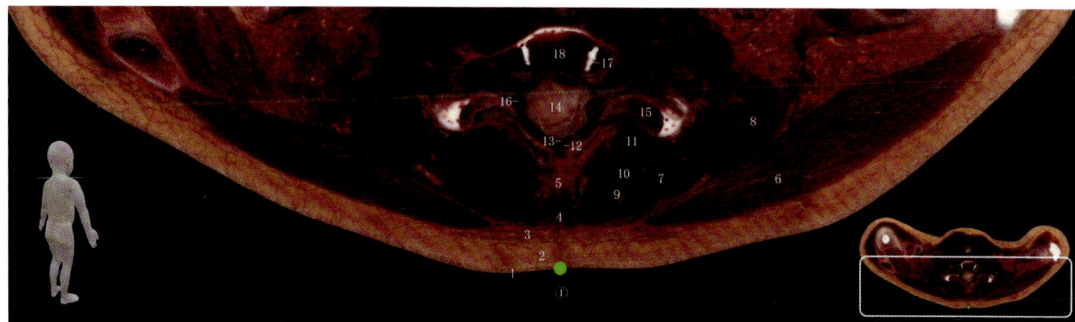

经大椎腧穴立体解
剖结构演示视频

>> **腧穴**

① 大椎˙Dàzhuī（GV14）

>> **结构**

1. 皮肤 skin
2. 皮下组织 subcutaneous tissue
3. 深筋膜 deep fascia
4. 棘上韧带 supraspinous ligament
5. 棘间韧带 interspinous ligament
6. 斜方肌 trapezius
7. 菱形肌 rhomboideus major

8. 肩胛提肌 levator scapulae
9. 颈夹肌 splenius cervicis
10. 颈半棘肌 semispinalis cervicis muscle
11. 多裂肌 multifidi
12. 硬膜外隙 extradural space
13. 硬脊膜 spinal dura mater
14. 脊髓 spinal cord
15. 横突 transverse process
16. 蛛网膜下隙 subarachnoid space
17. 神经弓中心软骨联合 neurocentral cartilage
18. 第 1 胸椎 first thoracic vertebra

图 3-4-3　经大椎腧穴断层解剖图（横断面）

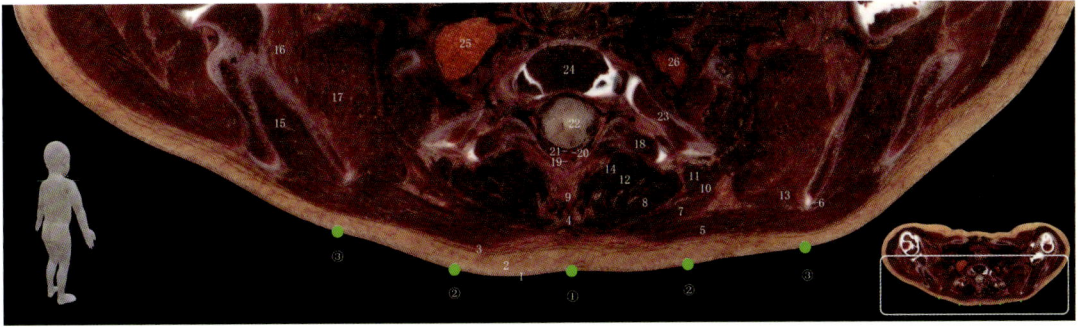

经肩外俞腧穴立体
解剖结构演示视频

▸▸ 腧穴

① 陶道 Táodào（GV13）
② 大杼 Dàzhù（BL11）
③ 肩外俞 Jiānwàishū（SI14）

▸▸ 结构

1. 皮肤 skin
2. 皮下组织 subcutaneous tissue
3. 深筋膜 deep fascia
4. 棘上韧带 supraspinous ligament
5. 斜方肌 trapezius
6. 肩胛冈内侧缘 medial margin of scapular spine
7. 菱形肌 rhomboideus major
8. 颈夹肌 splenius cervicis
9. 棘间韧带 interspinous ligament
10. 上后锯肌 serratus posterior superior

11. 最长肌 longissimus
12. 颈半棘肌 semispinalis cervicis
13. 肩胛提肌 levator scapulae
14. 多裂肌 multifidi
15. 冈上肌 supraspinatus
16. 肩胛下肌 subscapularis
17. 前锯肌 serratus anterior
18. 横突 transverse process
19. 硬膜外隙 extradural space
20. 硬脊膜 spinal dura mater
21. 蛛网膜下隙 subarachnoid space
22. 脊髓 spinal cord
23. 第 2 肋 second rib
24. 第 2 胸椎 second thoracic vertebra
25. 右肺肺尖 right apex of lung
26. 左肺肺尖 left apex of lung

图 3-4-4　经陶道、大杼、肩外俞腧穴断层解剖图（横断面）

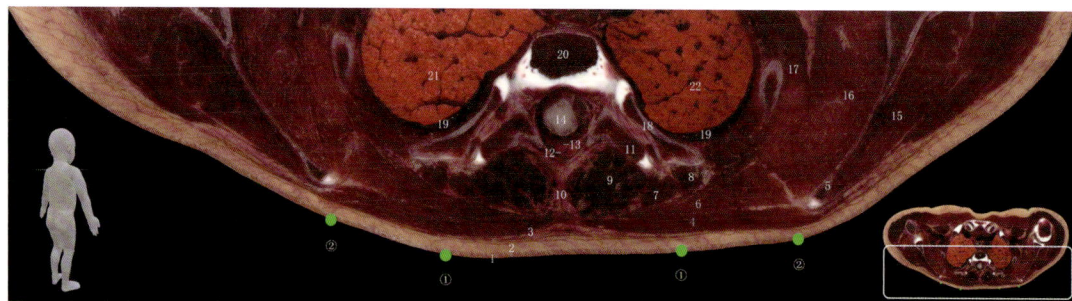

▶▶ 腧穴

① 风门 * Fēngmén（BL 12）
② 附分 Fùfēn（BL 41）

▶▶ 结构

1. 皮肤 skin
2. 皮下组织 subcutaneous tissue
3. 深筋膜 deep fascia
4. 斜方肌 trapezius
5. 肩胛骨 scapula
6. 菱形肌 rhomboideus major
7. 最长肌 longissimus
8. 髂肋肌 iliocostalis

9. 棘肌 spinalis
10. 棘间韧带 interspinous ligament
11. 横突 transverse process
12. 硬膜外隙 extradural space
13. 硬脊膜 spinal dura mater
14. 脊髓 spinal cord
15. 冈下肌 infraspinatus
16. 肩胛下肌 subscapularis
17. 前锯肌 serratus anterior
18. 第 3 肋 third rib
19. 胸膜腔 pleural cavity
20. 第 3 胸椎 third thoracic vertebra
21. 右肺上叶 superior lobe of right lung
22. 左肺上叶 superior lobe of left lung

图 3-4-5　经风门、附分腧穴断层解剖图（横断面）

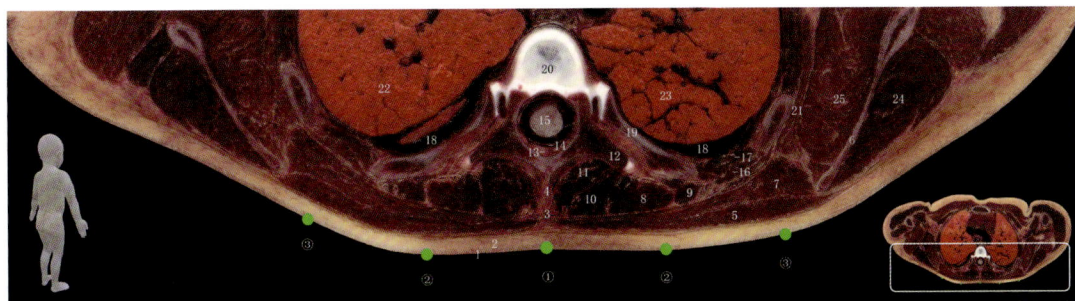

腧穴

① 身柱 * Shēnzhù（GV12）
② 肺俞 * Fèishū（BL13）
③ 魄户 Pòhù（BL42）

结构

1. 皮肤 skin
2. 皮下组织 subcutaneous tissue
3. 棘上韧带 supraspinous ligament
4. 棘间韧带 interspinous ligament
5. 斜方肌 trapezius
6. 肩胛骨 scapula
7. 菱形肌 rhomboideus major
8. 最长肌 longissimus
9. 髂肋肌 iliocostalis
10. 棘肌 spinalis
11. 横突棘肌 transversospinale
12. 横突 transverse process
13. 硬膜外隙 extradural space
14. 硬脊膜 spinal dura mater
15. 脊髓 spinal cord
16. 肋间外肌 intercostale externi
17. 肋间内肌 intercostale interni
18. 胸膜腔 pleural cavity
19. 第 4 肋 fourth rib
20. 第 4 胸椎 fourth thoracic vertebra
21. 前锯肌 serratus anterior
22. 右肺上叶 superior lobe of right lung
23. 左肺上叶 superior lobe of left lung
24. 冈下肌 infraspinatus
25. 肩胛下肌 subscapularis

图 3-4-6　经身柱、肺俞、魄户腧穴断层解剖图（横断面）

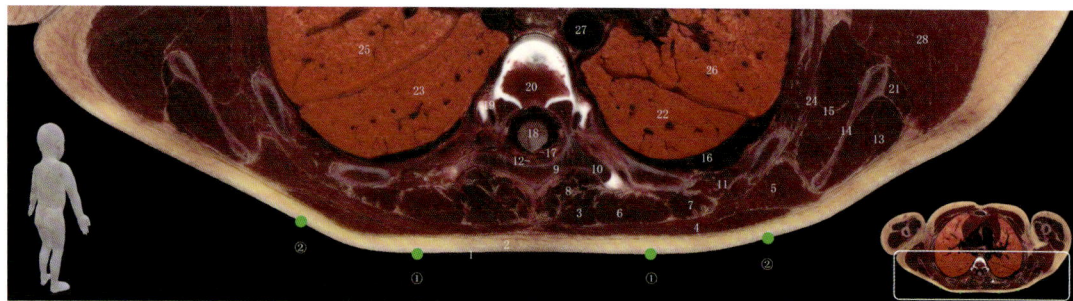

▶▶ 腧穴

① 厥阴俞 * Juéyīnshū（BL14）
② 膏肓 * Gāohuāng（BL43）

▶▶ 结构

1. 皮肤 skin
2. 皮下组织 subcutaneous tissue
3. 棘肌 spinalis
4. 斜方肌 trapezius
5. 菱形肌 rhomboideus major
6. 最长肌 longissimus
7. 髂肋肌 iliocostalis
8. 横突棘肌 transversospinale
9. 椎弓板 lamina of vertebral arch
10. 横突 transverse process
11. 肋间内肌和肋间外肌 internal intercostal and external intercostal muscles

12. 硬膜外隙 extradural space
13. 冈下肌 infraspinatus
14. 肩胛骨 scapula
15. 肩胛下肌 subscapularis
16. 胸膜腔 pleural cavity
17. 硬脊膜 spinal dura mater
18. 脊髓 spinal cord
19. 肋头关节 joint of costal head
20. 第 4 胸椎 fourth thoracic vertebra
21. 小圆肌 teres minor
22. 左肺下叶 inferior lobe of left lung
23. 右肺下叶 inferior lobe of right lung
24. 前锯肌 serratus anterior
25. 右肺上叶 superior lobe of right lung
26. 左肺上叶 superior lobe of left lung
27. 胸主动脉 thoracic aorta
28. 背阔肌 latissimus dorsi

图 3-4-7　经厥阴俞、膏肓腧穴断层解剖图（横断面）

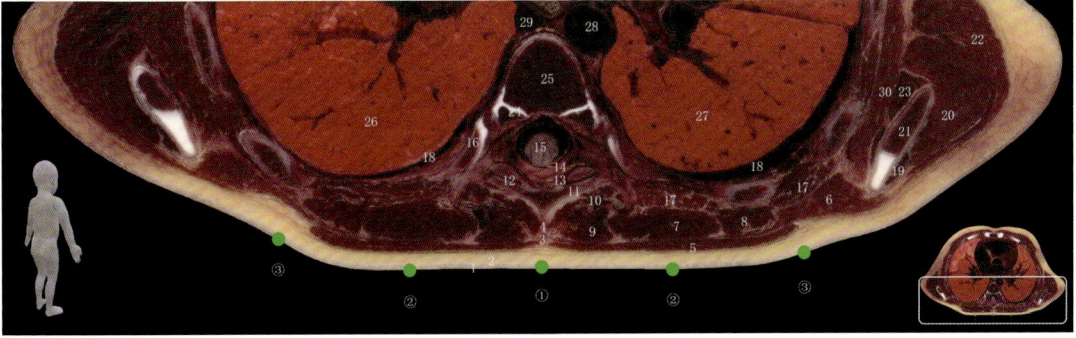

经心俞腧穴立体解
剖结构演示视频

▶▶ 腧穴

① 神道 Shéndào（GV11）
② 心俞 * Xīnshū（BL15）
③ 神堂 Shéntáng（BL44）

▶▶ 结构

1. 皮肤 skin
2. 皮下组织 subcutaneous tissue
3. 棘上韧带 supraspinous ligament
4. 棘间韧带 interspinous ligament
5. 斜方肌 trapezius
6. 菱形肌 rhomboideus major
7. 最长肌 longissimus
8. 髂肋肌 iliocostalis
9. 棘肌 spinalis
10. 横突棘肌 transversospinale
11. 椎弓板 lamina of vertebral arch
12. 关节突关节 zygapophysial joint

13. 硬膜外隙 extradural space
14. 硬脊膜 spinal dura mater
15. 脊髓 spinal cord
16. 第 6 肋 sixth rib
17. 肋间内肌和肋间外肌 internal intercostal and external intercostal muscles
18. 胸膜腔 pleural cavity
19. 冈下肌 infraspinatus
20. 大圆肌 teres major
21. 肩胛骨 scapula
22. 背阔肌 latissimus dorsi
23. 肩胛下肌 subscapularis
24. 神经弓中心软骨联合 neurocentral cartilage
25. 第 6 胸椎 sixth thoracic vertebra
26. 右肺下叶 inferior lobe of right lung
27. 左肺下叶 inferior lobe of left lung
28. 胸主动脉 thoracic aorta
29. 奇静脉 azygos vein
30. 前锯肌 serratus anterior

图 3-4-8　经神道、心俞、神堂腧穴断层解剖图（横断面）

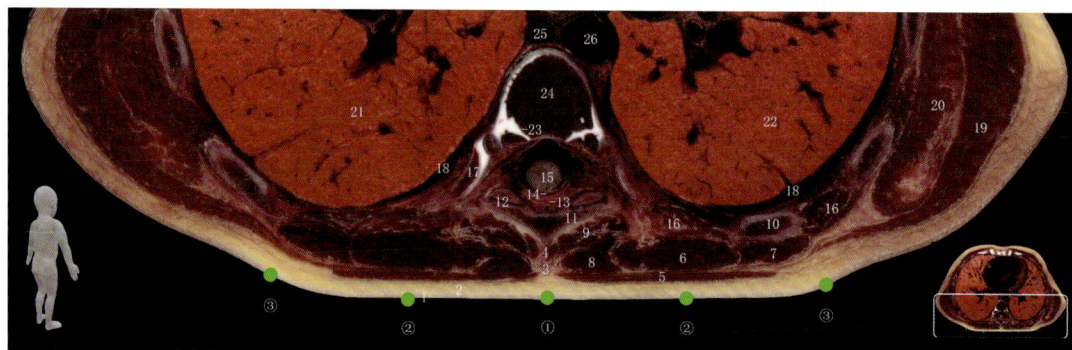

▶▶ 腧穴

① 灵台 Língtái（GV10）
② 督俞 Dūshū（BL16）
③ 譩譆 Yìxǐ（BL45）

▶▶ 结构

1. 皮肤 skin
2. 皮下组织 subcutaneous tissue
3. 棘上韧带 supraspinous ligament
4. 棘间韧带 interspinous ligament
5. 斜方肌 trapezius
6. 最长肌 longissimus
7. 髂肋肌 iliocostalis
8. 棘肌 spinalis
9. 横突棘肌 transversospinale
10. 第 6 肋 sixth rib

11. 椎弓板 lamina of vertebral arch
12. 关节突关节 zygapophysial joint
13. 硬膜外隙 extradural space
14. 硬脊膜 spinal dura mater
15. 脊髓 spinal cord
16. 肋间内肌和肋间外肌 internal intercostal and external intercostal muscles
17. 第 7 肋 seventh rib
18. 胸膜腔 pleural cavity
19. 背阔肌 latissimus dorsi
20. 前锯肌 serratus anterior
21. 右肺下叶 inferior lobe of right lung
22. 左肺下叶 inferior lobe of left lung
23. 神经弓中心软骨联合 neurocentral cartilage
24. 第 7 胸椎 seventh thoracic vertebra
25. 奇静脉 azygos vein
26. 胸主动脉 thoracic aorta

图 3-4-9　经灵台、督俞、譩譆腧穴断层解剖图（横断面）

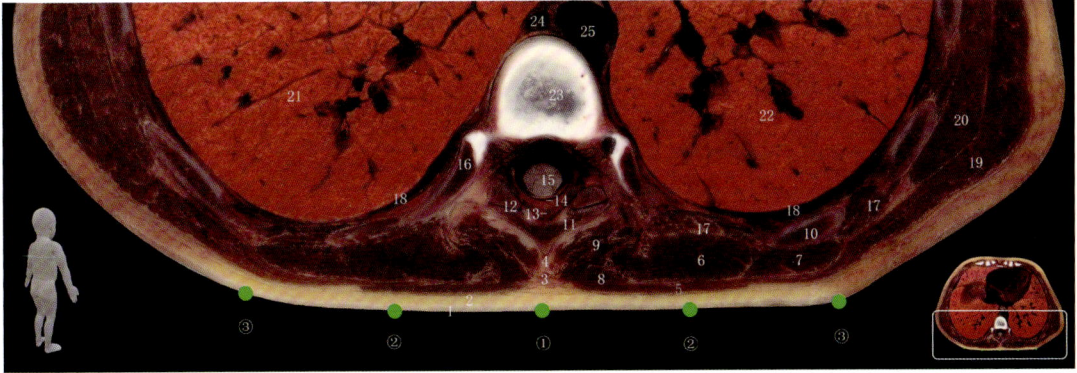

≫ 腧穴

① 至阳 * Zhìyáng（GV9）
② 膈俞 * Géshū（BL17）
③ 膈关 Géguān（BL46）

≫ 结构

1. 皮肤 skin
2. 皮下组织 subcutaneous tissue
3. 棘上韧带 supraspinous ligament
4. 棘间韧带 interspinous ligament
5. 斜方肌 trapezius
6. 最长肌 longissimus
7. 髂肋肌 iliocostalis
8. 棘肌 spinalis
9. 横突棘肌 transversospinale
10. 第 7 肋 seventh rib

11. 椎弓板 lamina of vertebral arch
12. 关节突关节 zygapophysial joint
13. 硬膜外隙 extradural space
14. 硬脊膜 spinal dura mater
15. 脊髓 spinal cord
16. 第 8 肋 eighth rib
17. 肋间内肌和肋间外肌 internal intercostal and external intercostal muscles
18. 胸膜腔 pleural cavity
19. 背阔肌 latissimus dorsi
20. 前锯肌 serratus anterior
21. 右肺下叶 inferior lobe of right lung
22. 左肺下叶 inferior lobe of left lung
23. 第 7/8 胸椎间盘 T7/8 intervertebral disc
24. 奇静脉 azygos vein
25. 胸主动脉 thoracic aorta

图 3-4-10　经至阳、膈俞、膈关腧穴断层解剖图（横断面）

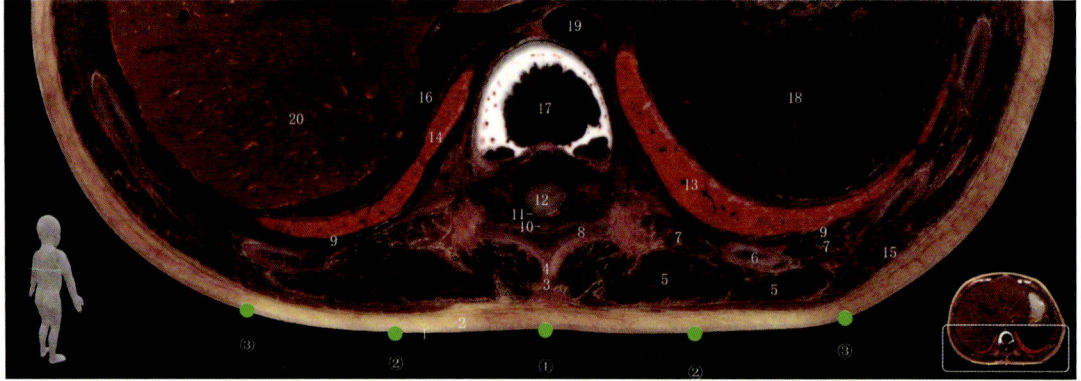

▶▶ 腧穴

① 筋缩 * Jīnsuō（GV8）
② 肝俞 * Gānshū（BL18）
③ 魂门 Húnmén（BL47）

▶▶ 结构

1. 皮肤 skin
2. 皮下组织 subcutaneous tissue
3. 棘上韧带 supraspinous ligament
4. 棘间韧带 interspinous ligament
5. 竖脊肌 erector spinae
6. 第 9 肋 ninth rib
7. 肋间内肌和肋间外肌 internal intercostal and external

intercostal muscles
8. 椎弓板 lamina of vertebral arch
9. 胸膜腔 pleural cavity
10. 硬膜外隙 extradural space
11. 硬脊膜 spinal dura mater
12. 脊髓 spinal cord
13. 左肺下叶 inferior lobe of left lung
14. 右肺下叶 inferior lobe of right lung
15. 背阔肌 latissimus dorsi
16. 膈肌 diaphragm
17. 第 10 胸椎 tenth thoracic vertebra
18. 脾 spleen
19. 胸主动脉 thoracic aorta
20. 肝 liver

图 3-4-11　经筋缩、肝俞、魂门腧穴断层解剖图（横断面）

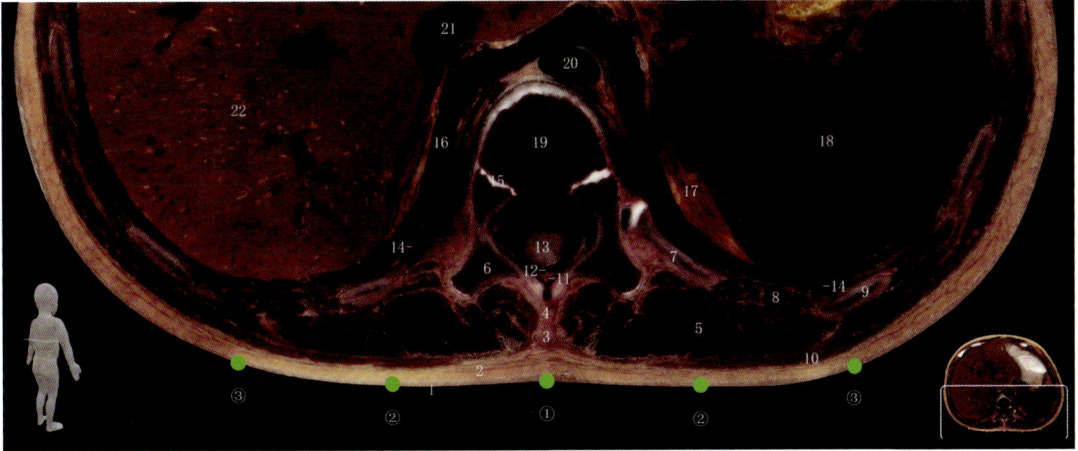

▶▶ 腧穴

① 中枢 Zhōngshū（GV7）
② 胆俞 * Dǎnshū（BL19）
③ 阳纲 Yánggāng（BL48）

▶▶ 结构

1. 皮肤 skin
2. 皮下组织 subcutaneous tissue
3. 棘上韧带 supraspinous ligament
4. 棘间韧带 interspinous ligament
5. 竖脊肌 erector spinae
6. 上关节突 superior articular process
7. 第 11 肋 eleventh rib
8. 肋间内肌和肋间外肌 internal intercostal and external intercostal muscles
9. 第 10 肋 tenth rib
10. 背阔肌 latissimus dorsi
11. 硬膜外隙 extradural space
12. 硬脊膜 spinal dura mater
13. 脊髓 spinal cord
14. 胸膜腔 pleural cavity
15. 神经弓中心软骨联合 neurocentral cartilage
16. 膈肌 diaphragm
17. 左肺下叶 inferior lobe of left lung
18. 脾 spleen
19. 第 11 胸椎 eleventh thoracic vertebra
20. 腹主动脉 abdominal aorta
21. 下腔静脉 inferior vena cava
22. 肝 liver

图 3-4-12 经中枢、胆俞、阳纲腧穴断层解剖图（横断面）

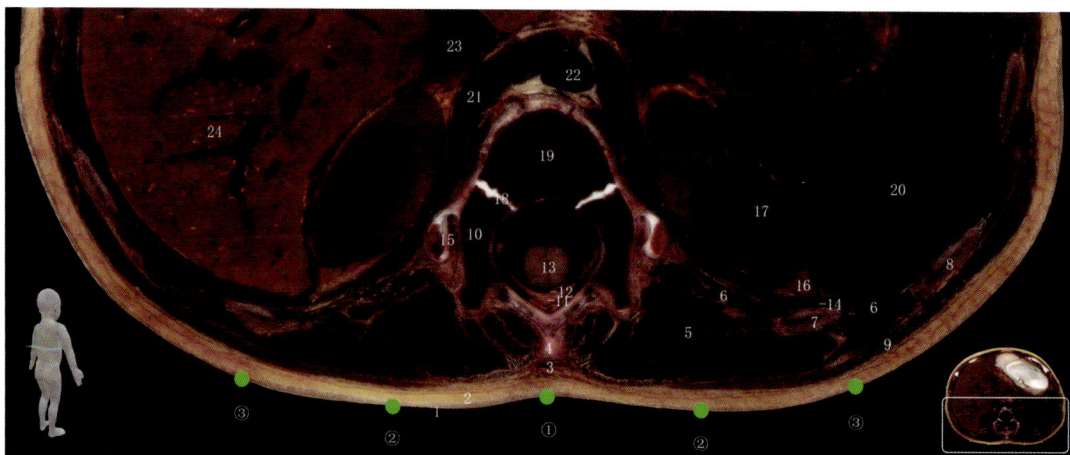

>> 腧穴

① 脊中 Jǐzhōng（GV6）
② 脾俞 * Píshū（BL20）
③ 意舍 Yìshè（BL49）

>> 结构

1. 皮肤 skin
2. 皮下组织 subcutaneous tissue
3. 棘上韧带 supraspinous ligament
4. 棘间韧带 interspinous ligament
5. 竖脊肌 erector spinae
6. 肋间内肌和肋间外肌 internal intercostal and external intercostal muscles
7. 第 11 肋 eleventh rib
8. 第 10 肋 tenth rib

9. 背阔肌 latissimus dorsi
10. 椎弓根 pedicle of vertebral arch
11. 硬膜外隙 extradural space
12. 硬脊膜 spinal dura mater
13. 脊髓 spinal cord
14. 胸膜腔 pleural cavity
15. 关节突关节 zygapophysial joint
16. 肾旁脂体 pararenal adipose body of kidney
17. 左肾 left kidney
18. 神经弓中心软骨联合 neurocentral cartilage
19. 第 12 胸椎 twelfth thoracic vertebra
20. 脾 spleen
21. 膈肌 diaphragm
22. 腹主动脉 abdominal aorta
23. 下腔静脉 inferior vena cava
24. 肝 liver

图 3-4-13　经脊中、脾俞、意舍腧穴断层解剖图（横断面）

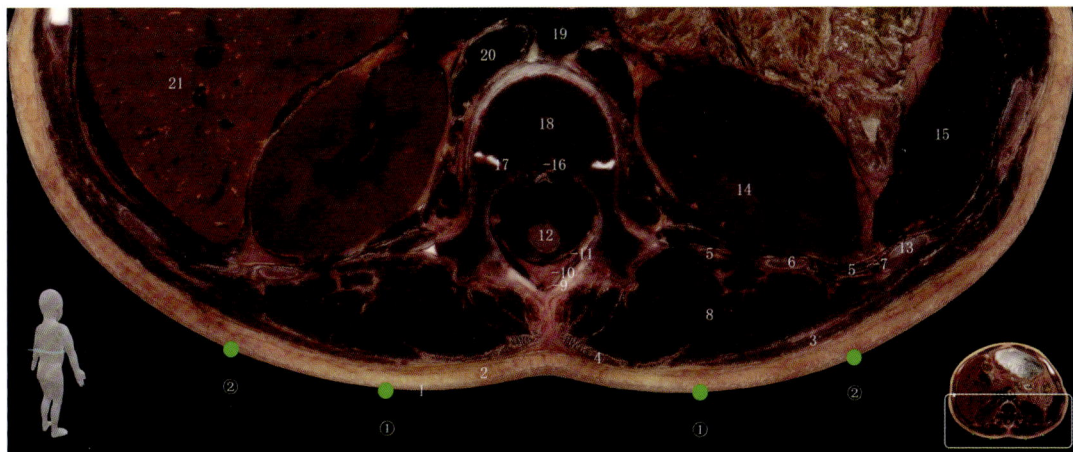

▶▶ 腧穴

① 胃俞 * Wèishū（BL21）

② 胃仓 Wèicāng（BL50）

▶▶ 结构

1. 皮肤 skin
2. 皮下组织 subcutaneous tissue
3. 背阔肌 latissimus dorsi
4. 胸腰筋膜浅层和背阔肌腱膜 superficial layer of thoracolumbar fascia and latissimus dorsi aponeurosis
5. 肋间内肌和肋间外肌 internal intercostal and external intercostal muscles
6. 第 12 肋 twelfth rib
7. 胸膜腔 pleural cavity

8. 竖脊肌 erector spinae
9. 黄韧带 ligamenta flava
10. 硬膜外隙 extradural space
11. 硬脊膜 spinal dura mater
12. 脊髓 spinal cord
13. 第 11 肋 eleventh rib
14. 左肾 left kidney
15. 脾 spleen
16. 静脉湖 venous lake
17. 神经弓中心软骨联合 neurocentral cartilage
18. 第 1 腰椎 first lumbar vertebra
19. 腹主动脉 abdominal aorta
20. 腰大肌 psoas major
21. 肝 liver

图 3-4-14 经胃俞、胃仓腧穴断层解剖图（横断面）

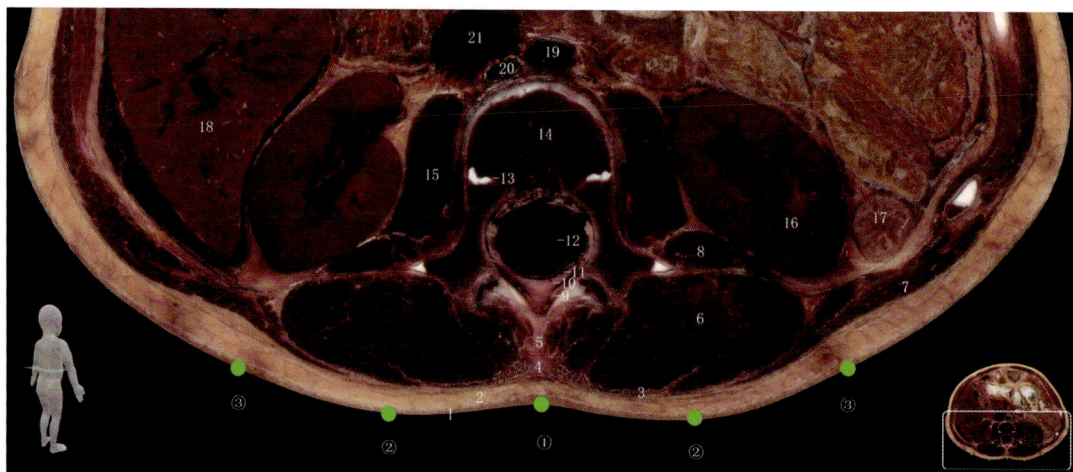

>> 腧穴

① 悬枢 Xuánshū（GV5）
② 三焦俞 Sānjiāoshū（BL22）
③ 肓门 Huāngmén（BL51）

>> 结构

1. 皮肤 skin
2. 皮下组织 subcutaneous tissue
3. 胸腰筋膜浅层和背阔肌腱膜 superficial layer of thoracolumbar fascia and latissimus dorsi aponeurosis
4. 棘上韧带 supraspinous ligament
5. 棘间韧带 interspinous ligament
6. 竖脊肌 erector spinae
7. 背阔肌 latissimus dorsi
8. 腰方肌 quadratus lumborum
9. 黄韧带 ligamenta flava
10. 硬膜外隙 extradural space
11. 硬脊膜 spinal dura mater
12. 马尾 cauda equina
13. 神经弓中心软骨联合 neurocentral cartilage
14. 第 2 腰椎 second lumbar vertebra
15. 腰大肌 psoas major
16. 左肾 left kidney
17. 降结肠 descending colon
18. 肝 liver
19. 腹主动脉 abdominal aorta
20. 奇静脉 azygos vein
21. 下腔静脉 inferior vena cava

图 3-4-15　经悬枢、三焦俞、肓门腧穴断层解剖图（横断面）

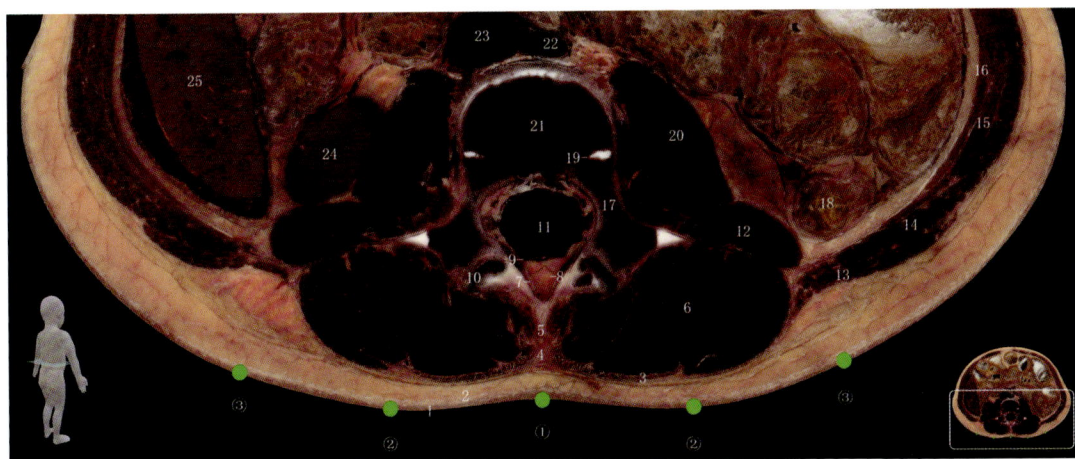

经命门腧穴立体解
剖结构演示视频

▶▶ 腧穴

① 命门 * Mìngmén（GV4）
② 肾俞 * Shènshū（BL23）
③ 志室 * Zhìshì（BL52）

▶▶ 结构

1. 皮肤 skin
2. 皮下组织 subcutaneous tissue
3. 胸腰筋膜浅层和背阔肌腱膜 superficial layer of thoracolumbar fascia and latissimus dorsi aponeurosis
4. 棘上韧带 supraspinous ligament
5. 棘间韧带 interspinous ligament
6. 竖脊肌 erector spinae
7. 黄韧带 ligamenta flava
8. 硬膜外隙 extradural space
9. 硬脊膜 spinal dura mater

10. 关节突关节 zygapophysial joint
11. 马尾 cauda equina
12. 腰方肌 quadratus lumborum
13. 背阔肌 latissimus dorsi
14. 腹外斜肌 obliquus externus abdominis
15. 腹内斜肌 obliquus internus abdominis
16. 腹横肌 transversus abdominis
17. 椎弓根 pedicle of vertebral arch
18. 降结肠 descending colon
19. 神经弓中心软骨联合 neurocentral cartilage
20. 腰大肌 psoas major
21. 第 3 腰椎 third lumbar vertebra
22. 腹主动脉 abdominal aorta
23. 下腔静脉 inferior vena cava
24. 右肾 right kidney
25. 肝 liver

图 3-4-16　经命门、肾俞、志室腧穴断层解剖图（横断面）

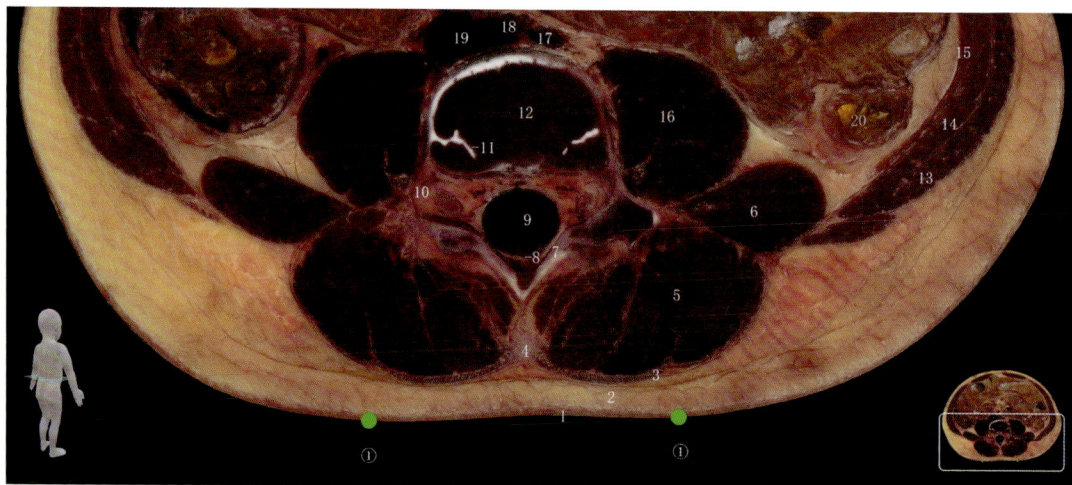

腧穴

① 气海俞 Qìhǎishū（BL24）

结构

1. 皮肤 skin
2. 皮下组织 subcutaneous tissue
3. 胸腰筋膜浅层和背阔肌腱膜 superficial layer of thoracolumbar fascia and latissimus dorsi aponeurosis
4. 棘上韧带 supraspinous ligament
5. 竖脊肌 erector spinae
6. 腰方肌 quadratus lumborum
7. 椎弓板 lamina of vertebral arch

8. 硬脊膜 spinal dura mater
9. 马尾 cauda equina
10. 椎间孔 intervertebral foramen
11. 神经弓中心软骨联合 neurocentral cartilage
12. 第 4 腰椎 fourth lumbar vertebra
13. 腹外斜肌 obliquus externus abdominis
14. 腹内斜肌 obliquus internus abdominis
15. 腹横肌 transversus abdominis
16. 腰大肌 psoas major
17. 左髂总动脉 left common iliac artery
18. 下腔静脉 inferior vena cava
19. 右髂总动脉 right common iliac artery
20. 降结肠 descending colon

图 3-4-17 经气海俞腧穴断层解剖图（横断面）

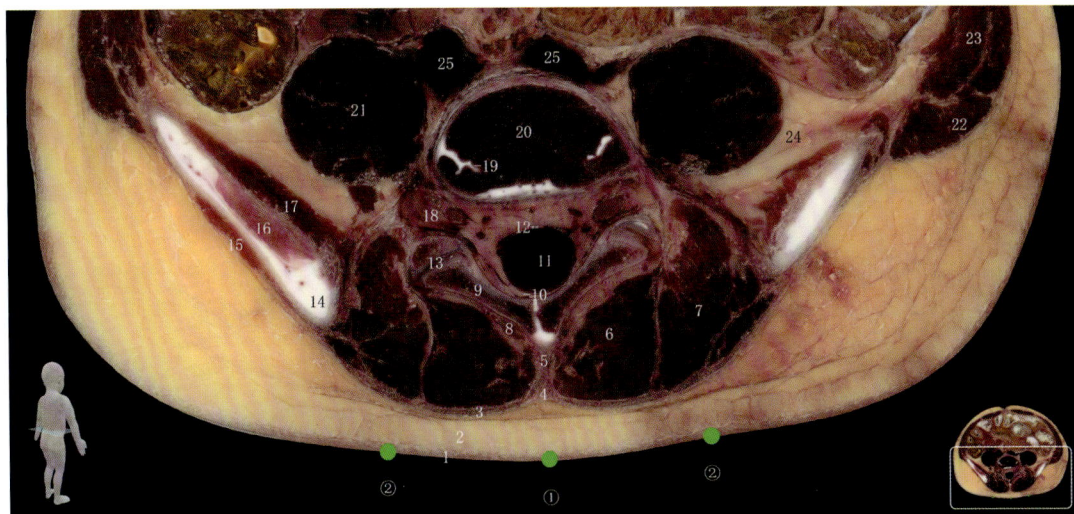

▶▶腧穴

① 腰阳关 * Yāoyángguān（GV3）
② 大肠俞 * Dàchángshū（BL25）

▶▶结构

1. 皮肤 skin
2. 皮下组织 subcutaneous tissue
3. 胸腰筋膜浅层和背阔肌腱膜 superficial layer of thoracolumbar fascia and latissimus dorsi aponeurosis
4. 棘上韧带 supraspinous ligament
5. 棘间韧带 interspinous ligament
6. 多裂肌 multifidi
7. 竖脊肌 erector spinae
8. 回旋肌 rotatore
9. 椎弓板 lamina of vertebral arch
10. 硬膜外隙 extradural space
11. 马尾 cauda equina
12. 硬脊膜 spinal dura mater
13. 关节突关节 zygapophysial joint
14. 髂软骨 ilium cartilage
15. 臀中肌 gluteus medius
16. 髂骨 ilium
17. 髂肌 iliacus
18. 椎间孔 interverterbral foramen
19. 神经弓中央软骨 neurocentral cartilage
20. 第 5 腰椎 fifth lumbar vertebra
21. 腰大肌 psoas major
22. 腹外斜肌 obliquus externus abdominis
23. 腹内斜肌 obliquus internus abdominis
24. 腹膜外脂肪 extraperitoneal fat
25. 髂总静脉 common iliac vein

图 3-4-18　经腰阳关、大肠俞腧穴断层解剖图（横断面）

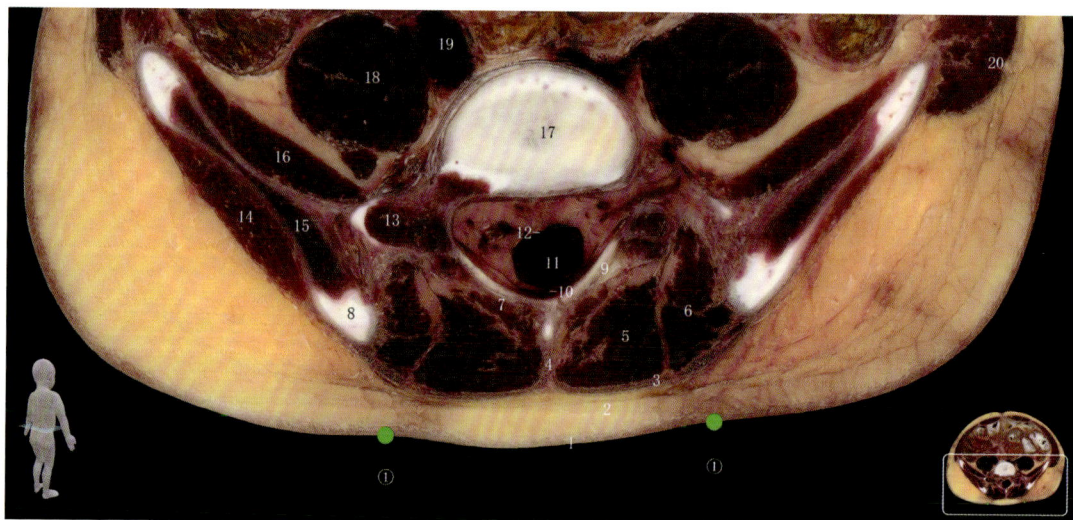

▶▶ 腧穴

① 关元俞 Guānyuánshū（BL26）

▶▶ 结构

1. 皮肤 skin

2. 皮下组织 subcutaneous tissue

3. 胸腰筋膜浅层 superficial layer of thoracolumbar fascia

4. 棘间韧带 interspinous ligament

5. 多裂肌 multifidi

6. 竖脊肌 erector spinae

7. 回旋肌 rotatore

8. 髂软骨 ilium cartilage

9. 椎弓板 lamina of vertebral arch

10. 硬膜外隙 extradural space

11. 马尾 cauda equina

12. 硬脊膜 spinal dura mater

13. 横突 transverse process

14. 臀中肌 gluteus medius

15. 髂骨 ilium

16. 髂肌 iliacus

17. 腰 5 至骶 1 椎间盘 L5/S1 intervertebral disc

18. 腰大肌 psoas major

19. 髂总血管 common iliac vessels

20. 腹外斜肌 obliquus externus abdominis

21. 腹内斜肌 obliquus internus abdominis

22. 腹横肌 transversus abdominis

23. 降结肠 descending colon

24. 空肠 jejunum

25. 回肠 ileum

图 3-4-19　经关元俞腧穴断层解剖图（横断面）

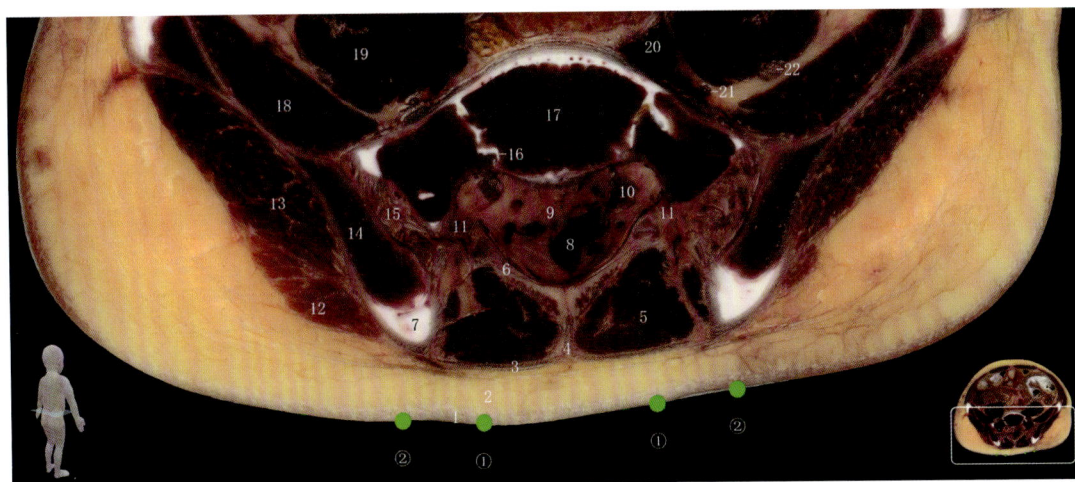

➤➤ 腧穴

① 上髎 Shàngliáo（BL31）
② 小肠俞 Xiǎochángshū（BL27）

➤➤ 结构

1. 皮肤 skin
2. 皮下组织 subcutaneous tissue
3. 胸腰筋膜浅层 superficial layer of thoracolumbar fascia
4. 棘上韧带 supraspinous ligament
5. 多裂肌和竖脊肌 multifidus and erector spinae
6. 椎弓板 lamina of vertebral arch
7. 髂嵴软骨 iliac crest cartilage
8. 马尾 cauda equina
9. 骶管 sacral canal
10. 骶神经 sacral nerves
11. 第 1 骶后孔 first posterior sacral foramen
12. 臀大肌 gluteus maximus
13. 臀中肌 gluteus medius
14. 髂骨 ilium
15. 骶髂关节 sacroiliac joint
16. 第 1 骶椎神经弓中心软骨联合 first sacral vertebra neurocentral synchondrosis
17. 第 1 骶椎 first sacral vertebra
18. 髂肌 iliacus
19. 腰大肌 psoas major
20. 髂总血管 common iliac vessels
21. 腰神经 lumbar nerves
22. 股神经 femoral nerve

图 3-4-20　经上髎、小肠俞腧穴断层解剖图（横断面）

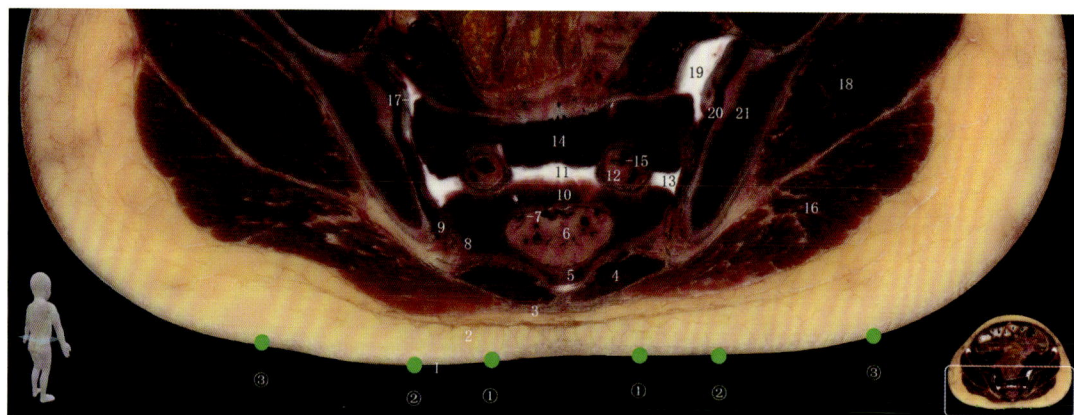

▶▶腧穴

① 次髎 * Cìliáo（BL32）
② 膀胱俞 * Pángguāngshū（BL28）
③ 胞肓 Bāohuāng（BL53）

▶▶结构

1. 皮肤 skin
2. 皮下组织 subcutaneous tissue
3. 胸腰筋膜浅层 superficial layer of thoracolumbar fascia
4. 多裂肌和竖脊肌 multifidus and erector spinae
5. 骶正中嵴 median sacral crest
6. 骶管 sacral canal
7. 第 3 骶神经 third sacral nerves

8. 骶外侧嵴 lateral sacral crest
9. 骶髂后韧带 posterior sacroiliac ligament
10. 第 3 骶椎 third sacral vertebra
11. 第 2/3 骶椎间盘 S2/3 intervertebral disc
12. 第 2 骶后孔 second posterior sacral foramen
13. 骶间联合软骨 intersacral associative cartilage
14. 第 2 骶椎 second sacral vertebra
15. 第 2 骶神经 second sacral nerve
16. 臀大肌 gluteus maximus
17. 骶骨翼软骨 sacral pterygoid cartilage
18. 臀中肌 gluteus medius
19. 髂骨翼软骨 cartilage of iliac ala
20. 骶髂关节 sacroiliac joint
21. 髂骨 ilium

图 3-4-21　经次髎、膀胱俞、胞肓腧穴断层解剖图（横断面）

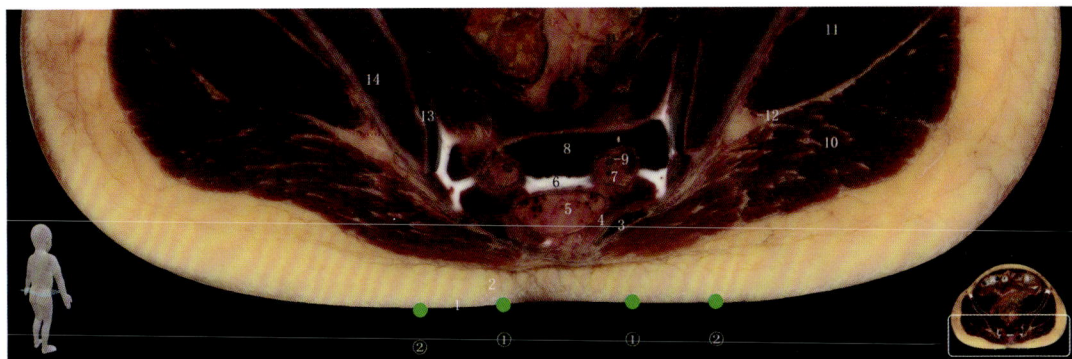

▶▶ 腧穴

① 中髎 Zhōngliáo（BL33）

② 中膂俞 Zhōnglǚshū（BL29）

▶▶ 结构

1. 皮肤 skin

2. 皮下组织 subcutaneous tissue

3. 多裂肌和竖脊肌 multifidus and erector spinae

4. 椎弓板 lamina of vertebral arch

5. 骶管 sacral canal

6. 第 3/4 骶椎间盘 S3/4 intervertebral disc

7. 第 3 骶后孔 third posterior sacral foramen

8. 第 3 骶椎 third sacral vertebra

9. 第 3 骶神经 third sacral nerve

10. 臀大肌 gluteus maximus

11. 臀中肌 gluteus medius

12. 臀上血管 superior gluteal vessels

13. 骶髂关节 sacroiliac joint

14. 髂骨 ilium

图 3-4-22　经中髎、中膂俞腧穴断层解剖图（横断面）

第五节　上肢部腧穴断层解剖图

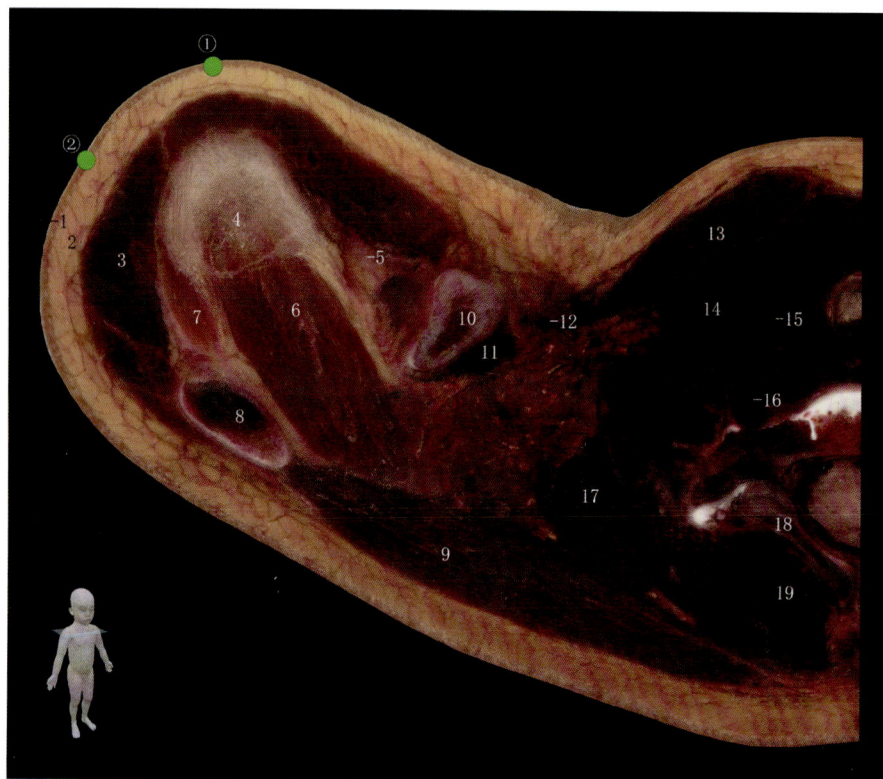

经肩髃腧穴立体解
剖结构演示视频

>> 腧穴

① 肩髃 * Jiānyú（LI15）
② 肩髎 * Jiānliáo（TE14）

>> 结构

1. 皮肤 skin
2. 皮下组织 subcutaneous tissue
3. 三角肌 deltoid
4. 肱骨头 head of humerus
5. 三角肌下囊 subdeltoid bursa
6. 冈上肌 supraspinatus
7. 肱三头肌长头 anconeus longus

8. 肩峰 acromion
9. 斜方肌 trapezius
10. 锁骨 clavicle
11. 锁骨下肌 subclavius
12. 胸肩峰动、静脉 thoracoacromial artery and vein
13. 胸大肌 pectoralis major
14. 右头臂静脉 right brachiocephalic vein
15. 右锁骨下动脉 right subclavian artery
16. 右颈总动脉 right common carotid artery
17. 肩胛提肌 levator scapulae
18. 胸椎椎弓根 pedicle of thoracic vertebra
19. 竖脊肌 erector spinae

图 3-5-1　经肩髃、肩髎腧穴断层解剖图（右侧，横断面）

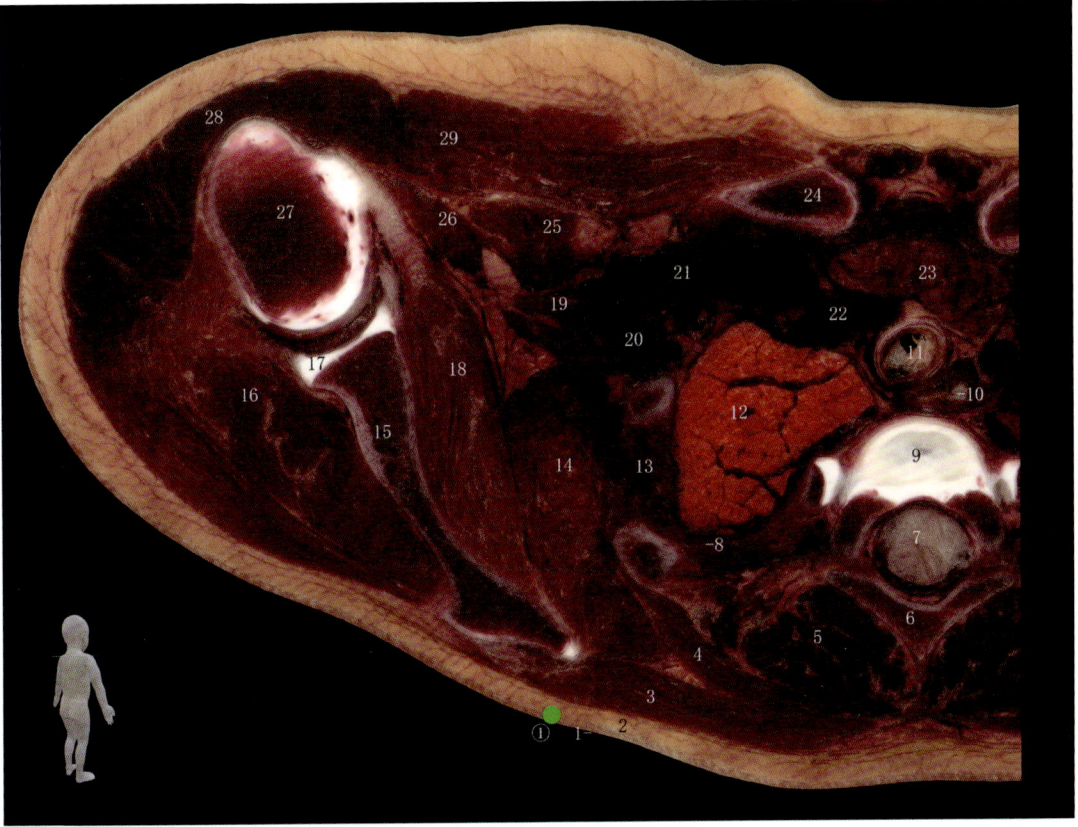

腧穴

① 曲垣 Qūyuán（SI13）

结构

1. 皮肤 skin
2. 皮下组织 subcutaneous tissue
3. 斜方肌 trapezius
4. 菱形肌 rhomboid muscle
5. 竖脊肌 erector spinae
6. 棘突 spinous process
7. 脊髓 spinal cord
8. 胸膜腔 pleural cavity
9. 椎间盘 intervertebral disc
10. 食管 esophagus
11. 气管 trachea
12. 右肺尖 apex of right lung

13. 肋间内、外肌 internal and external intercostal muscles
14. 前锯肌 serratus anterior
15. 肩胛骨 scapula
16. 冈下肌 infraspinatus
17. 关节盂软骨 glenoid cartilage
18. 肩胛下肌 subscapularis
19. 臂丛 brachial plexus
20. 腋动脉 axillary artery
21. 腋静脉 axillary vein
22. 右锁骨下动脉 right subclavian artery
23. 胸腺 thymus
24. 锁骨 clavicle
25. 喙肱肌 coracobrachialis
26. 肱二头肌短头 coracoradialis
27. 肱骨 humerus
28. 三角肌 deltoid
29. 胸大肌 pectoralis major

图 3-5-2　经曲垣腧穴断层解剖图（右侧，横断面）

103

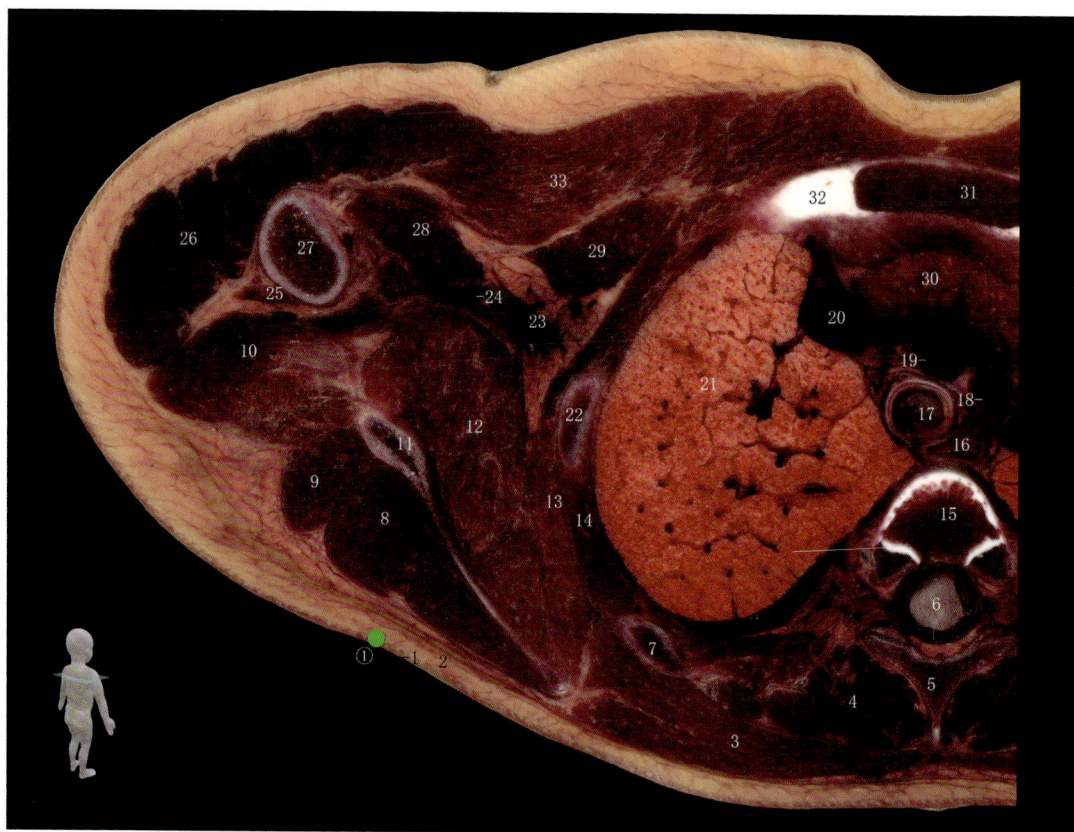

▶▶ 腧穴

① 肩贞 * Jiānzhēn（SI9）

▶▶ 结构

1. 皮肤 skin
2. 皮下组织 subcutaneous tissue
3. 斜方肌 trapezius
4. 竖脊肌 erector spinae
5. 棘突 spinous process
6. 脊髓 spinal cord
7. 第 3 肋 third rib
8. 冈下肌 infraspinatus
9. 小圆肌 teres minor
10. 肱三头肌长头 anconeus longus
11. 肩胛冈 spine of scapula
12. 肩胛下肌 subscapularis
13. 前锯肌 serratus anterior
14. 肋间内、外肌 internal and external intercostal muscles
15. 胸椎椎体 thoracic vertebral body

16. 食管 esophagus
17. 气管 trachea
18. 左颈总动脉 left common carotid artery
19. 头臂干 brachiocephalic trunk
20. 右头臂静脉 right brachiocephalic vein
21. 右肺上叶 superior lobe of right lung
22. 第 2 肋 second rib
23. 腋静脉 axillary vein
24. 腋动脉 axillary artery
25. 旋肱后动、静脉 posterior circumflex brachial artery and vein
26. 三角肌 deltoid
27. 肱骨 humerus
28. 喙肱肌 coracobrachialis
29. 胸小肌 pectoralis minor
30. 胸腺 thymus
31. 第 1 肋软骨 first costal cartilage
32. 胸骨 sternum
33. 胸大肌 pectoralis major

图 3-5-3　经肩贞腧穴断层解剖图（右侧，横断面）

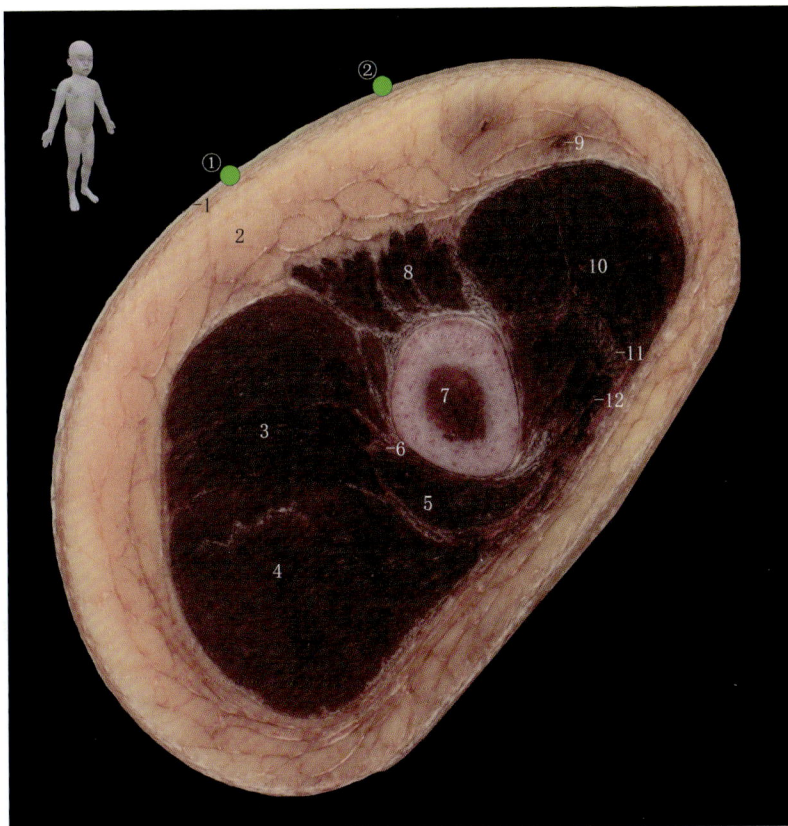

腧穴

① 臑会 Nàohuì（TE13）

② 臂臑 * Bìnào（LI14）

结构

1. 皮肤 skin

2. 皮下组织 subcutaneous tissue

3. 肱三头肌外侧头 anconeus lateralis

4. 肱三头肌长头 anconeus longus

5. 肱三头肌内侧头 anconeus medialis

6. 桡神经 radial nerve

7. 肱骨 humerus

8. 三角肌 deltoid

9. 头静脉 cephalic vein

10. 肱二头肌 biceps brachii

11. 正中神经 median nerve

12. 肱动、静脉 brachial artery and vein

图 3-5-4　经臑会、臂臑腧穴断层解剖图（右侧，横断面）

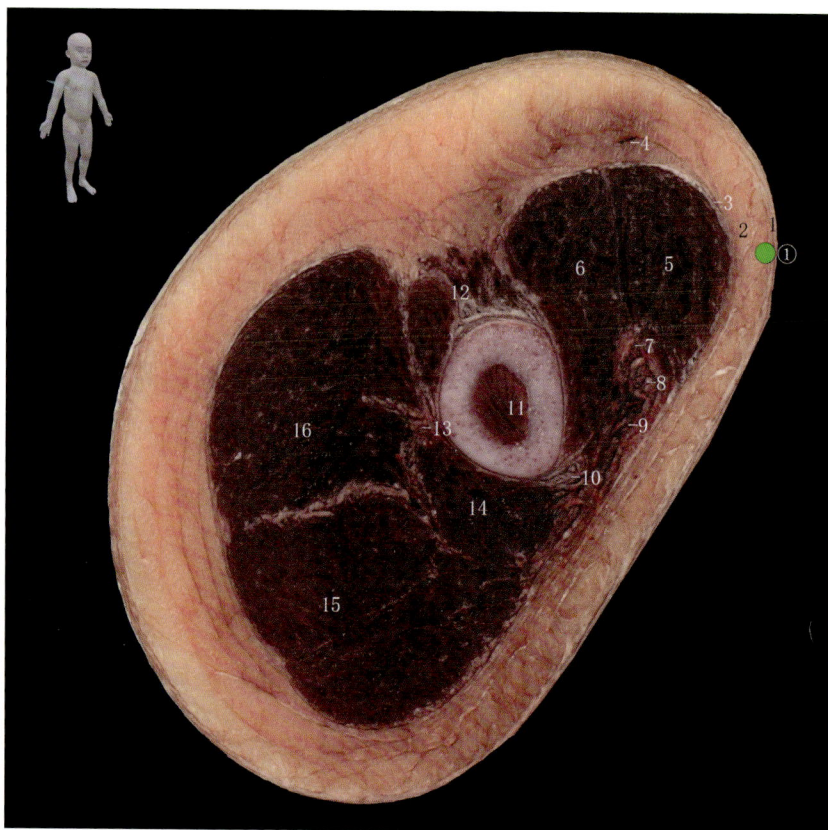

▶▶ 腧穴

① 天泉 Tiānquán（PC2）

▶▶ 结构

1. 皮肤 skin

2. 皮下组织 subcutaneous tissue

3. 臂筋膜 brachial fascia

4. 头静脉 cephalic vein

5. 肱二头肌 biceps brachii

6. 肱肌 brachialis

7. 肌皮神经 musculocutaneous nerve

8. 正中神经 median nerve

9. 肱动、静脉 brachial artery and vein

10. 尺神经 ulnar nerve

11. 肱骨 humerus

12. 三角肌 deltoid

13. 桡神经 radial nerve

14. 肱三头肌内侧头 anconeus medialis

15. 肱三头肌长头 anconeus longus

16. 肱三头肌外侧头 anconeus lateralis

图 3-5-5　经天泉腧穴断层解剖图（右侧，横断面）

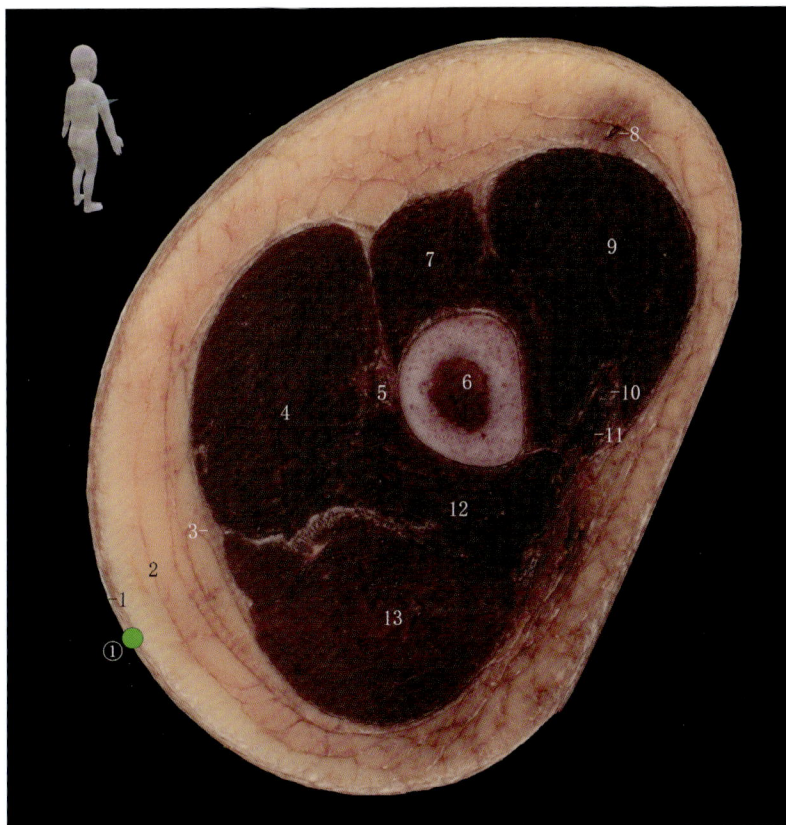

>> 腧穴

① 消泺 Xiāoluò（TE12）

>> 结构

1. 皮肤 skin
2. 皮下组织 subcutaneous tissue
3. 臂筋膜 brachial fascia
4. 肱三头肌外侧头 anconeus lateralis
5. 桡神经 radial nerve
6. 肱骨 humerus
7. 三角肌 deltoid
8. 头静脉 cephalic vein
9. 肱二头肌 biceps brachii
10. 正中神经 median nerve
11. 肱动、静脉 brachial artery and vein
12. 肱三头肌内侧头 anconeus medialis
13. 肱三头肌长头 anconeus longus

图 3-5-6　经消泺腧穴断层解剖图（右侧，横断面）

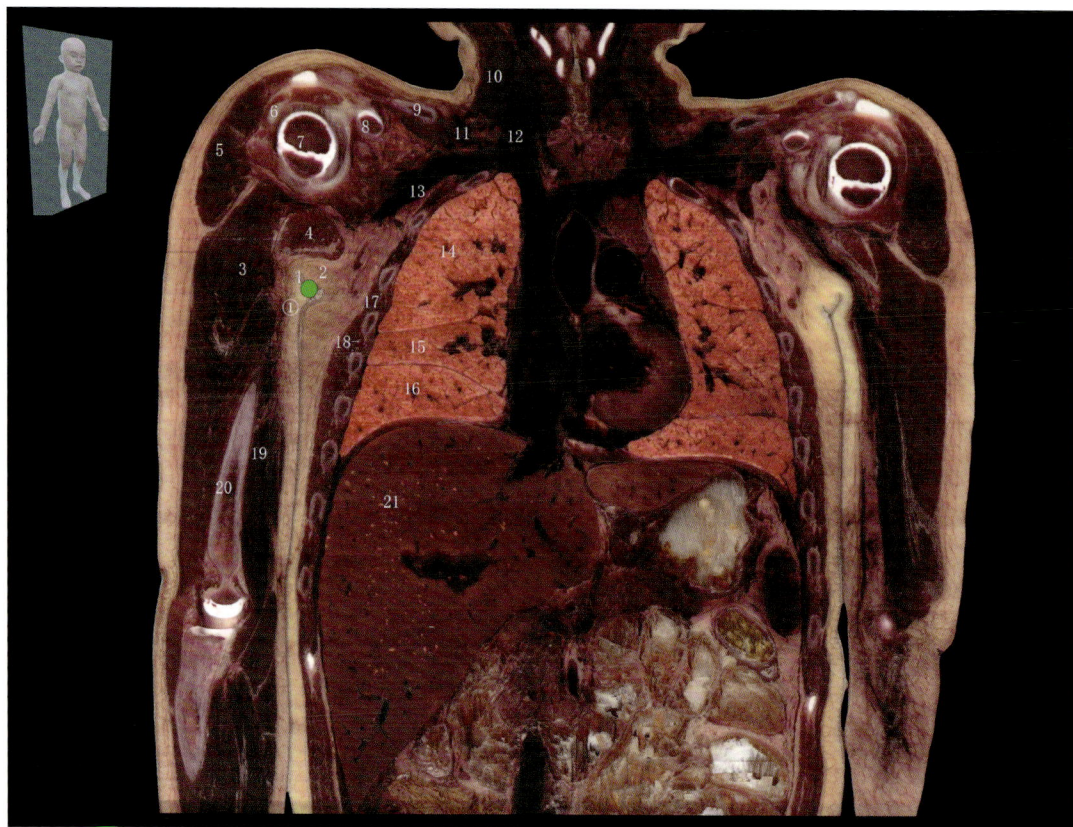

经极泉腧穴立体解
剖结构演示视频

▶▶ 腧穴

① 极泉 * Jíquán（HT1）

▶▶ 结构

1. 皮肤 skin

2. 皮下组织 subcutaneous tissue

3. 肱三头肌 triceps brachii

4. 大圆肌 teres major

5. 三角肌 deltoid

6. 肩胛骨 scapula

7. 肱骨头 head of humerus

8. 喙突 coracoid process

9. 锁骨 clavicle

10. 胸锁乳突肌 sternocleidomastoid

11. 锁骨下动脉 subclavian artery

12. 右头臂静脉 right brachiocephalic vein

13. 腋静脉 axillary vein

14. 右肺上叶 superior lobe of right lung

15. 右肺中叶 middle lobe of right lung

16. 右肺下叶 inferior lobe of right lung

17. 肋间肌 intercostal muscle

18. 胸膜腔 pleural cavity

19. 肱二头肌 biceps brachii

20. 肱骨 humerus

21. 肝 liver

图 3-5-7　经极泉腧穴断层解剖图（右侧，冠状位）

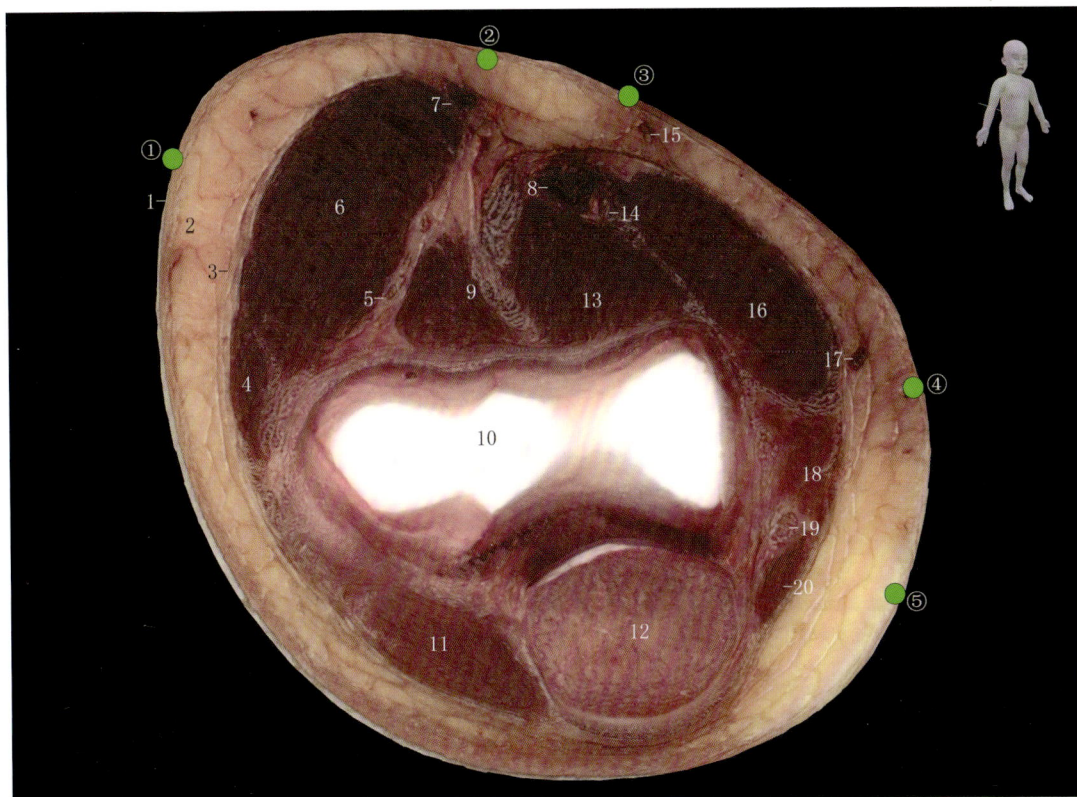

经曲池腧穴立体解
剖结构演示视频

▶▶ 腧穴

① 曲池 * Qūchí（LI11）
② 尺泽 * Chǐzé（LU5）
③ 曲泽 * Qūzé（PC3）
④ 少海 * Shàohǎi（HT3）
⑤ 小海 Xiǎohǎi（SI8）

▶▶ 结构

1. 皮肤 skin
2. 皮下组织 subcutaneous tissue
3. 臂筋膜 brachial fascia
4. 桡侧腕长、短伸肌 extensor carpi radialis longus and brevis
5. 桡神经 radial nerve
6. 肱桡肌 brachioradialis

7. 肘正中静脉 median cubital vein
8. 肱动、静脉 brachial artery and vein
9. 肱二头肌及其肌腱 biceps brachii muscles and tendon
10. 肱骨滑车 trochlea of humerus
11. 肘肌 anconeus
12. 鹰嘴 olecranon
13. 肱肌 brachialis
14. 正中神经 median nerve
15. 前臂正中静脉 median antebrachial vein
16. 旋前圆肌 pronator teres
17. 贵要静脉 basilic vein
18. 指浅屈肌 flexor digitorum superficialis
19. 尺神经 ulnar nerve
20. 尺侧腕屈肌 flexor carpi ulnaris

图 3-5-8　经曲池、尺泽、曲泽等腧穴断层解剖图（右侧，横断面）

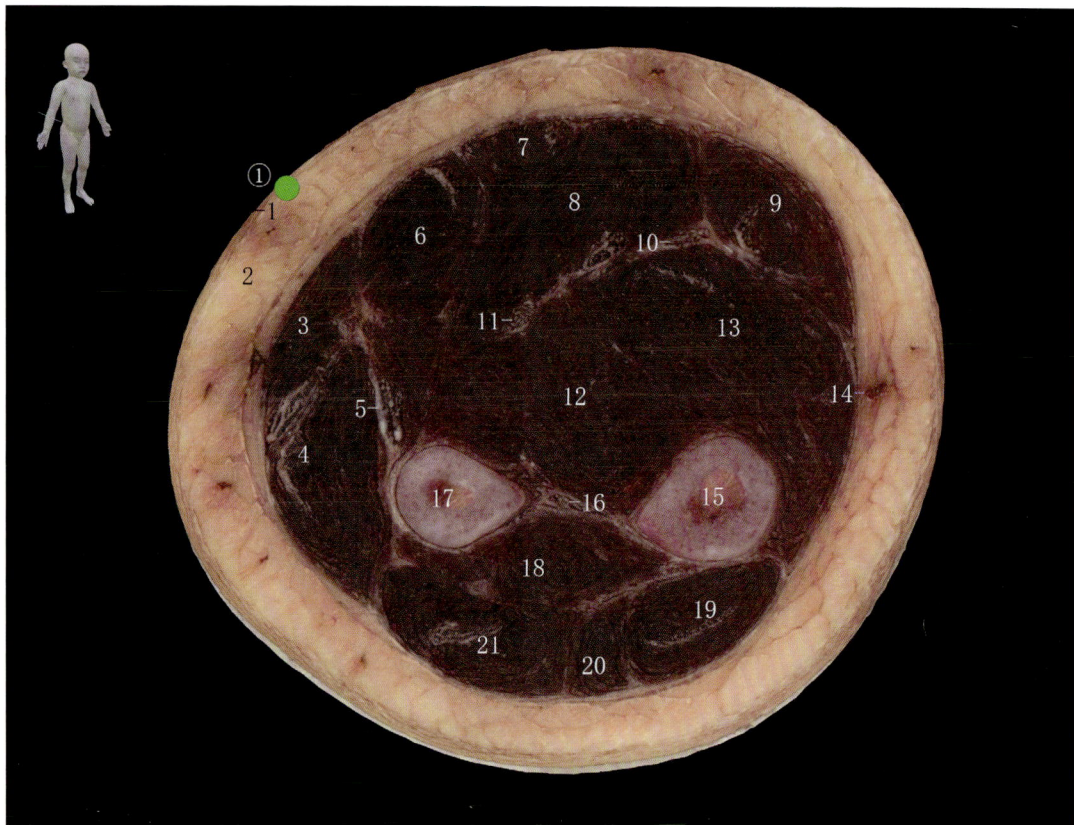

▶▶ 腧穴

① 孔最 * Kǒngzuì（LU6）

▶▶ 结构

1. 皮肤 skin
2. 皮下组织 subcutaneous tissue
3. 旋前圆肌 pronator teres
4. 肱桡肌 brachioradialis
5. 桡动、静脉 radial artery and vein
6. 桡侧腕屈肌 flexor carpi radialis
7. 掌长肌 palmaris longus
8. 指浅屈肌 flexor digitorum superficialis
9. 尺侧腕屈肌 flexor carpi ulnaris longus
10. 尺神经 ulnar nerve
11. 正中神经 median nerve
12. 拇长屈肌 flexor pollicis longus
13. 指深屈肌和拇长屈肌 flexor digitorum profundus and flexor pollicis
14. 贵要静脉 basilic vein
15. 尺骨 ulna
16. 骨间前动脉和神经 anterior interosseous artery and nerve
17. 桡骨 radius
18. 旋后肌 supinator
19. 尺侧腕伸肌 extensor carpi ulnaris
20. 指伸肌 extensor digitorum
21. 桡侧腕长、短伸肌 extensor carpi radialis longus and brevis

图 3-5-9　经孔最腧穴断层解剖图（右侧，横断面）

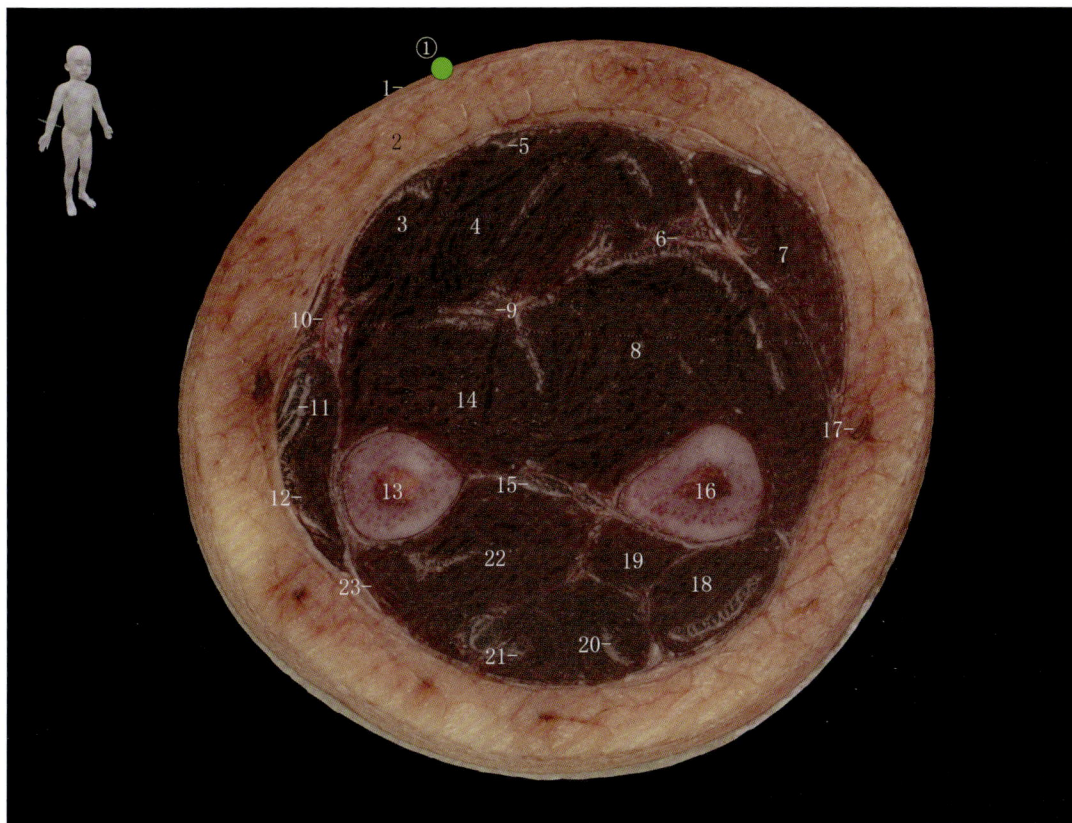

▶▶腧穴

① 郄门 * Xìmén（PC4）

▶▶结构

1. 皮肤 skin
2. 皮下组织 subcutaneous tissue
3. 桡侧腕屈肌 flexor carpi radialis
4. 指浅屈肌 flexor digitorum superficialis
5. 掌长肌腱 palmaris longus tendon
6. 尺神经 ulnar nerve
7. 尺侧腕屈肌 flexor carpi ulnaris
8. 指深屈肌 flexor disitorum profundus
9. 正中神经 median nerve
10. 桡动、静脉 radial artery and vein
11. 桡侧腕长伸肌腱 extensor carpi radialis longus tendon

12. 桡侧腕短伸肌腱 short called lateral wrist extensor tendon
13. 桡骨 radius
14. 拇长屈肌 flexor pollicis longus
15. 骨间前动脉和神经 anterior interosseous artery and nerve
16. 尺骨 ulna
17. 贵要静脉 basilic vein
18. 尺侧腕伸肌 extensor carpi ulnaris
19. 示指伸肌 extensor indicis
20. 小指伸肌 extensor digiti minimi
21. 指伸肌 extensor digitorum
22. 拇长伸肌和拇短伸肌 extensor pollicis longus and extensor pollicis brevis
23. 拇长展肌 abductor pollicis longus

图 3-5-10　经郄门腧穴断层解剖图（右侧，横断面）

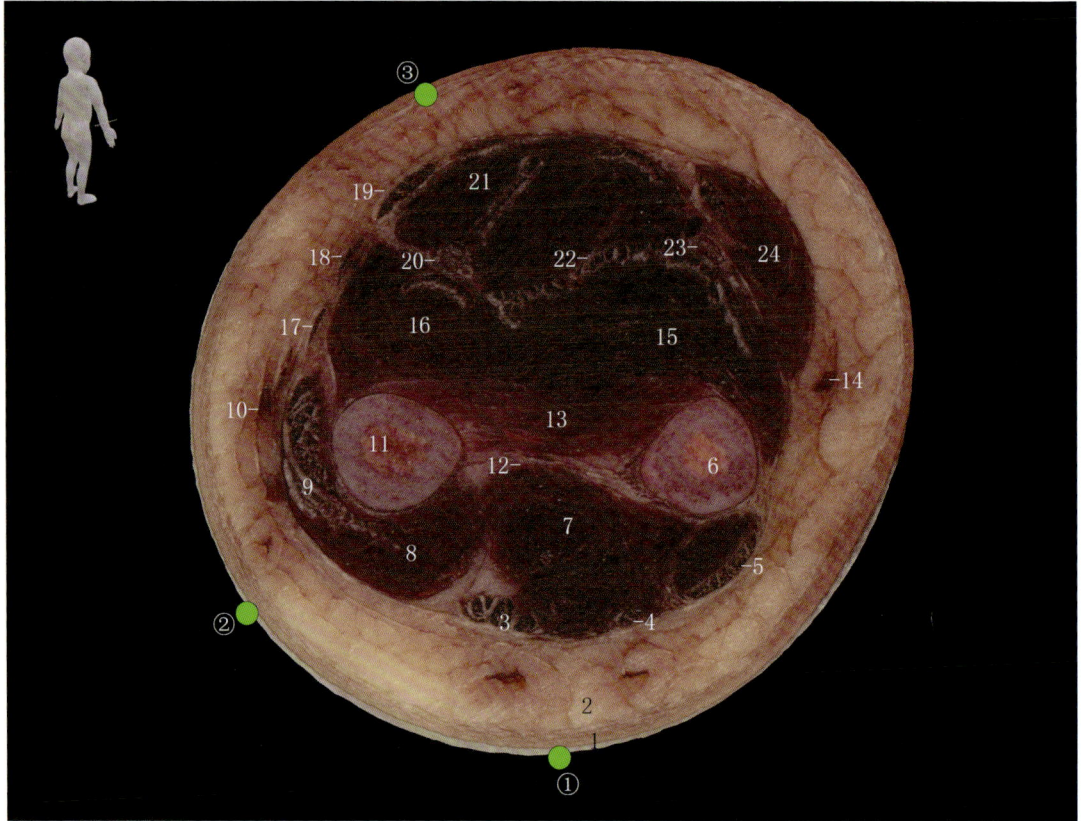

▶▶ 腧穴

① 支沟 * Zhīgōu（TE6）
② 偏历 * Piānlì（LI6）
③ 间使 * Jiānshǐ（PC5）

▶▶ 结构

1. 皮肤 skin
2. 皮下组织 subcutaneous tissue
3. 拇长、短伸肌腱 extensor pollicis longus and brevis muscle tendon
4. 指伸肌腱 extensor tendon
5. 尺侧腕伸肌肌腱 extensor carpi ulnaris tendon
6. 尺骨 ulna
7. 示指伸肌 extensor indicis
8. 拇长展肌 abductor pollicis longus
9. 桡侧腕长、短伸肌腱 radiocarpal longus and brevis

10. 头静脉 cephalic vein
11. 桡骨 radius
12. 骨间后动、静脉 posterior interosseous artery and vein
13. 旋前方肌 pronator quadratus
14. 贵要静脉 basilic vein
15. 指深屈肌 flexor disitorum profundus
16. 拇长屈肌 flexor pollicis longus
17. 肱桡肌肌腱 brachioradialis tendon
18. 桡动脉 radial artery
19. 桡侧腕屈肌肌腱 flexor carpi radialis tendon
20. 正中神经 median nerve
21. 掌长肌肌腱 palmaris longus tendon
22. 指浅屈肌肌腱 flexor digitorum superficialis tendon
23. 尺神经 ulnar nerve
24. 尺侧腕屈肌 flexor carpi ulnaris

图 3-5-11　经支沟、偏历、间使腧穴断层解剖图（右侧，横断面）

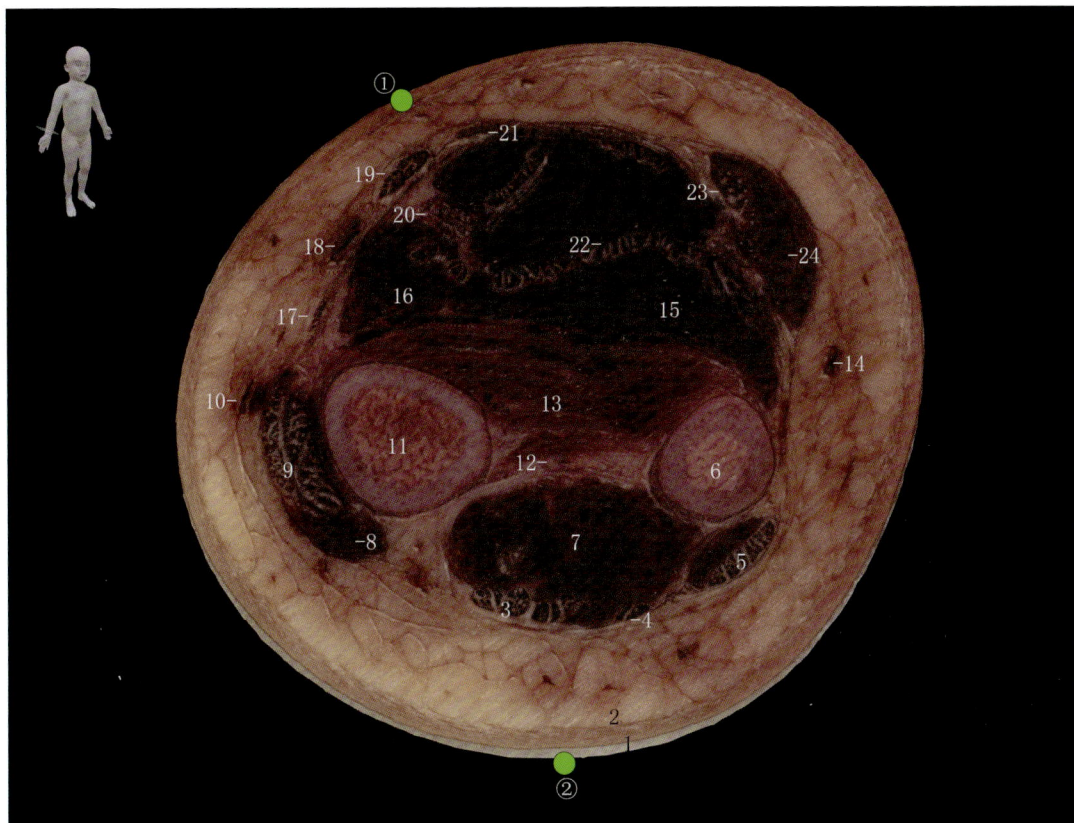

▶▶ 腧穴

① 内关 * Nèiguān（PC6）
② 外关 * Wàiguān（TE5）

▶▶ 结构

1. 皮肤 skin
2. 皮下组织 subcutaneous tissue
3. 拇长、短伸肌腱 extensor pollicis longus and brevis muscle tendon
4. 指伸肌腱 extensor tendon
5. 尺侧腕伸肌肌腱 extensor carpi ulnaris tendon
6. 尺骨 ulna
7. 示指伸肌 extensor indicis
8. 拇长展肌 abductor pollicis longus
9. 桡侧腕长、短伸肌腱 radiocarpal longus and brevis

extensor tendon
10. 头静脉 cephalic vein
11. 桡骨 radius
12. 骨间后动、静脉 posterior interosseous artery and vein
13. 旋前方肌 pronator quadratus
14. 贵要静脉 basilic vein
15. 指深屈肌 flexor disitorum profundus
16. 拇长屈肌 flexor pollicis longus
17. 肱桡肌肌腱 brachioradialis tendon
18. 桡动脉 radial artery
19. 桡侧腕屈肌肌腱 flexor carpi radialis tendon
20. 正中神经 median nerve
21. 掌长肌肌腱 palmaris longus tendon
22. 指浅屈肌肌腱 flexor digitorum superficialis tendon
23. 尺神经 ulnar nerve
24. 尺侧腕屈肌 flexor carpi ulnaris

图 3-5-12　经内关、外关腧穴断层解剖图（右侧，横断面）

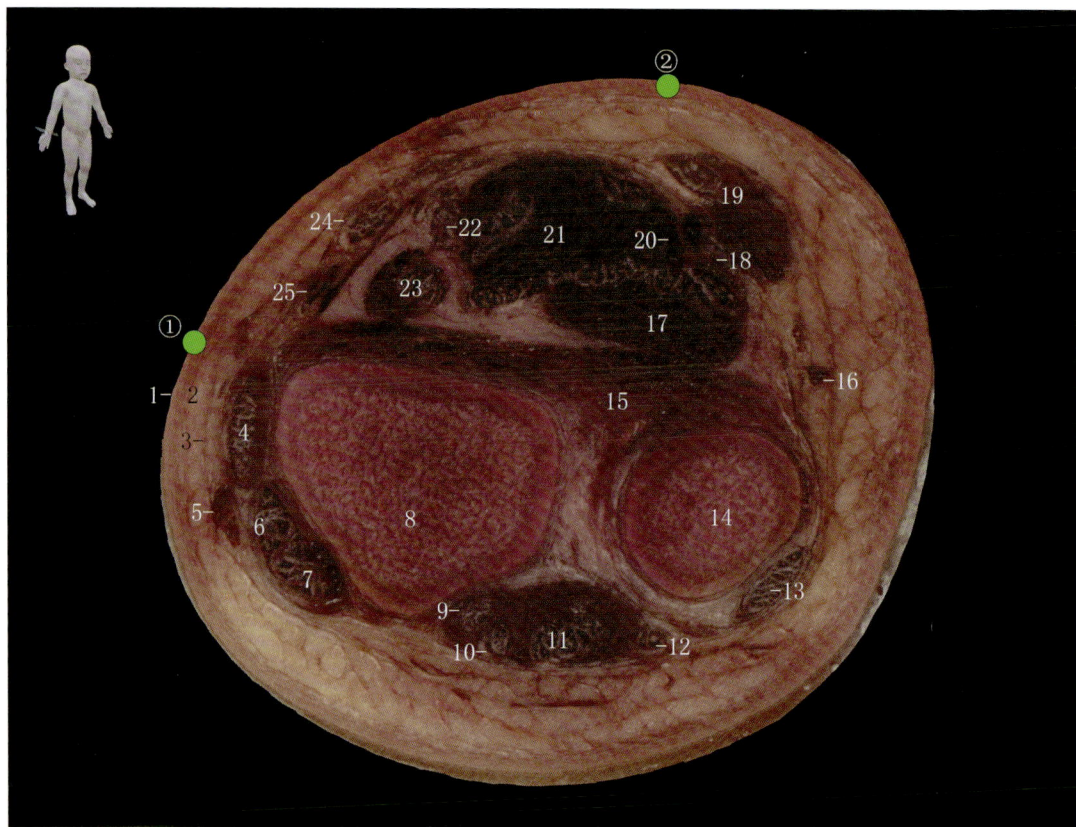

▶▶ 腧穴

① 经渠 Jīngqú（LU8）

② 通里 * Tōnglǐ（HT5）

▶▶ 结构

1. 皮肤 skin
2. 皮下组织 subcutaneous tissue
3. 前臂筋膜 antebrachial fascia
4. 拇长展肌腱、拇短伸肌腱 abductor pollicis longus tendon and thumb short extensor tendon
5. 头静脉 cephalic vein
6. 桡侧腕长伸肌腱 extensor carpi radialis longus tendon
7. 桡侧腕短伸肌腱 extensor carpi radialis brevis tendon
8. 桡骨 radius
9. 拇长伸肌腱 extensor pollicis longus muscle tendon
10. 示指伸肌腱 extensor tendon of index finger

11. 指伸肌腱 extensor tendon
12. 小指伸肌腱 extensor tendon of little finger
13. 尺侧腕伸肌腱 extensor carpi ulnaris tendon
14. 尺骨 ulna
15. 旋前方肌 pronator quadratus
16. 贵要静脉 basilic vein
17. 指深屈肌及肌腱 flexor digitorum profundus and tendon
18. 尺神经 ulnar nerve
19. 尺侧腕屈肌及肌腱 flexor carpi ulnaris and tendon
20. 尺动脉 ulnar artery
21. 指浅屈肌及肌腱 flexor digitorum superficialis and tendon
22. 正中神经 median nerve
23. 拇长屈肌腱 flexor pollicis longus tendon
24. 桡侧腕屈肌腱 flexor carpi radialis tendon
25. 桡动脉 radial artery

图 3-5-13　经经渠、通里腧穴断层解剖图（右侧，横断面）

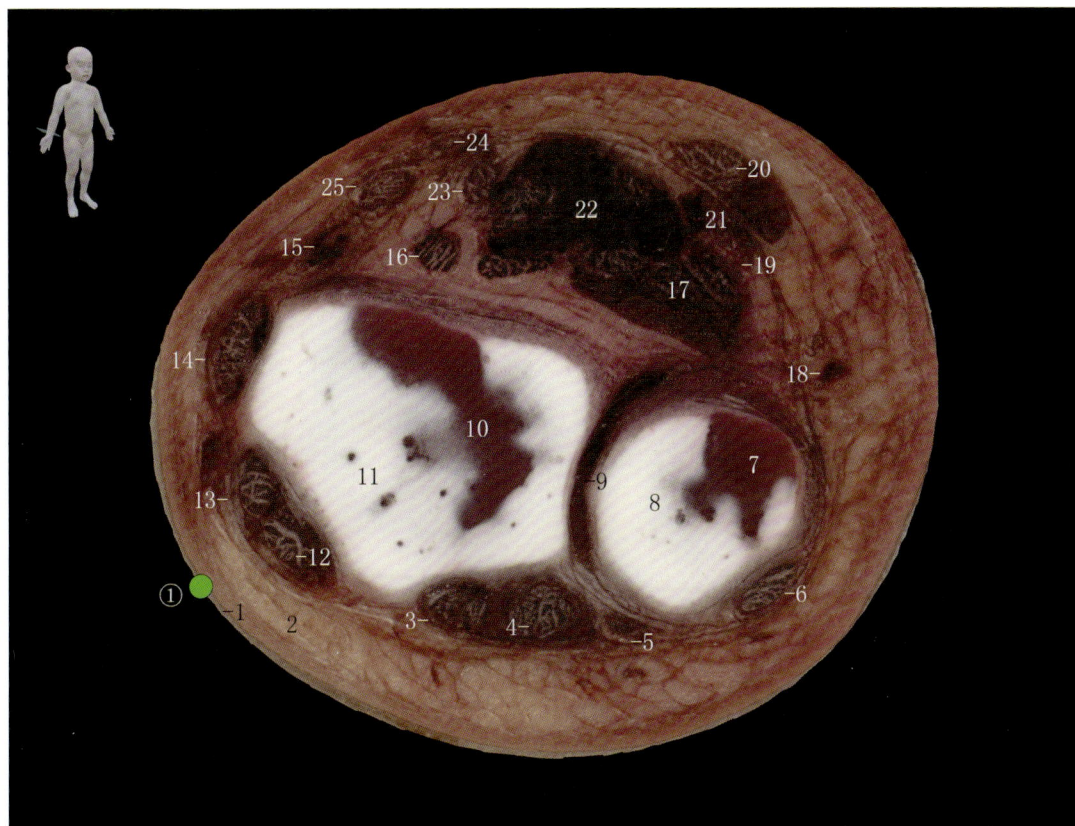

>> 腧穴

① 列缺 * Lièquē（LU7）

>> 结构

1. 皮肤 skin
2. 皮下组织 subcutaneous tissue
3. 拇长伸肌腱 extensor pollicis longus muscle tendon
4. 指伸肌腱 extensor digitorum tendon
5. 小指伸肌腱 extensor tendon of little finger
6. 尺侧腕伸肌腱 extensor carpi ulnaris tendon
7. 尺骨 ulna
8. 尺骨远端软骨 cartilage of distal ulna
9. 关节腔 articular cavity
10. 桡骨 radius

11. 桡骨远端软骨 cartilage of distal radius
12. 拇短伸肌腱 extensor pollicis brevis tendon
13. 拇长展肌腱 thumb long tendon
14. 肱桡肌 brachioradialis
15. 桡动脉 radial artery
16. 拇长屈肌腱 flexor pollicis longus tendon
17. 指深屈肌腱 flexor digitorum profundus tendon
18. 贵要静脉 basilic vein
19. 尺神经 ulnar nerve
20. 尺侧腕屈肌腱 flexor carpi ulnaris tendon
21. 尺动脉 ulnar artery
22. 指浅屈肌腱 flexor digitorum superficialis tendon
23. 正中神经 median nerve
24. 掌长肌腱 palmaris longus tendon
25. 桡侧腕屈肌腱 flexor carpi radialis tendon

图 3-5-14　经列缺腧穴断层解剖图（右侧，横断面）

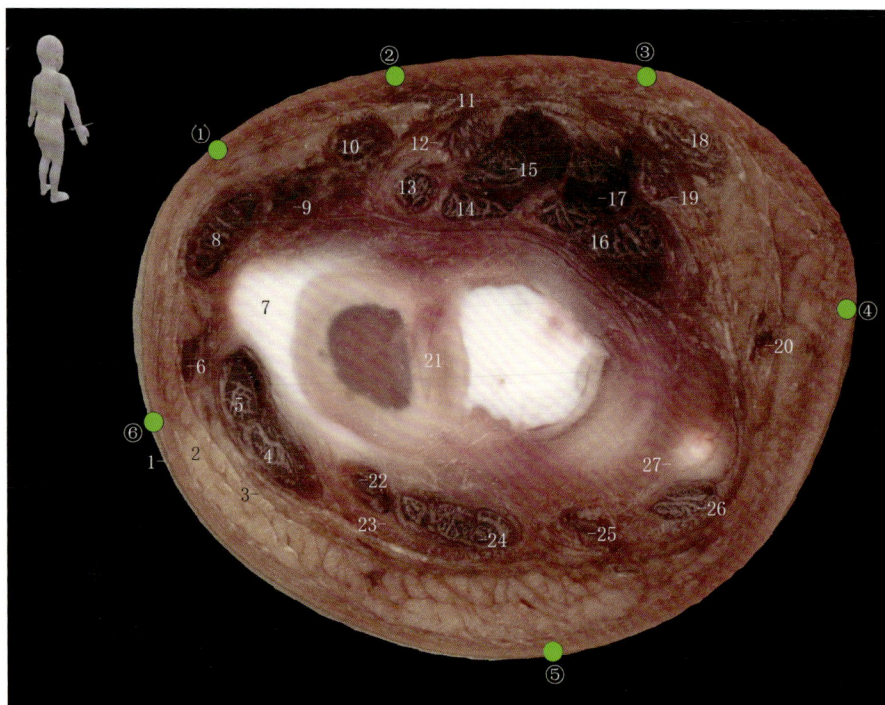

▶▶ 腧穴

① 太渊 * Tàiyuān（LU9）

② 大陵 * Dàlíng（PC7）

③ 神门 * Shénmén（HT7）

④ 阳谷 Yánggǔ（SI5）

⑤ 阳池 * Yángchí（TE4）

⑥ 阳溪 * Yángxī（LI5）

▶▶ 结构

1. 皮肤 skin

2. 皮下组织 subcutaneous tissue

3. 前臂筋膜 antebrachial fascia

4. 桡侧腕短伸肌腱 extensor carpi radialis brevis tendon

5. 桡侧腕长伸肌腱 extensor carpi radialis longus tendon

6. 头静脉 cephalic vein

7. 桡骨茎突 processus styloideus radii

8. 肱桡肌腱 brachial radial tendons

9. 桡动脉 radial artery

10. 桡侧腕屈肌腱 flexor carpi radialis tendon

11. 掌长肌腱 palmaris longus tendon

12. 正中神经 median nerve

13. 拇长屈肌腱 flexor pollicis longus tendon

14. 指深屈肌腱 flexor digitorum profundus tendon

15. 指浅屈肌腱 flexor digitorum superficialis tendon

16. 指深屈肌腱 flexor digitorum profundus tendon

17. 指浅屈肌腱 flexor digitorum superficialis tendon

18. 尺侧腕屈肌腱 flexor carpi ulnaris tendon

19. 尺神经 ulnar nerve

20. 贵要静脉 basilic vein

21. 桡尺远侧关节 distal radioulnar joint

22. 拇长伸肌腱 extensor pollicis longus muscle tendon

23. 示指伸肌腱 extensor tendon of index finger

24. 指伸肌腱 extensor tendon

25. 小指伸肌腱 extensor tendon of little finger

26. 尺侧腕伸肌腱 extensor carpi ulnaris tendon

27. 尺骨茎突 styloid process of ulna

图 3-5-15　经太渊、大陵、神门等腧穴断层解剖图（右侧，横断面）

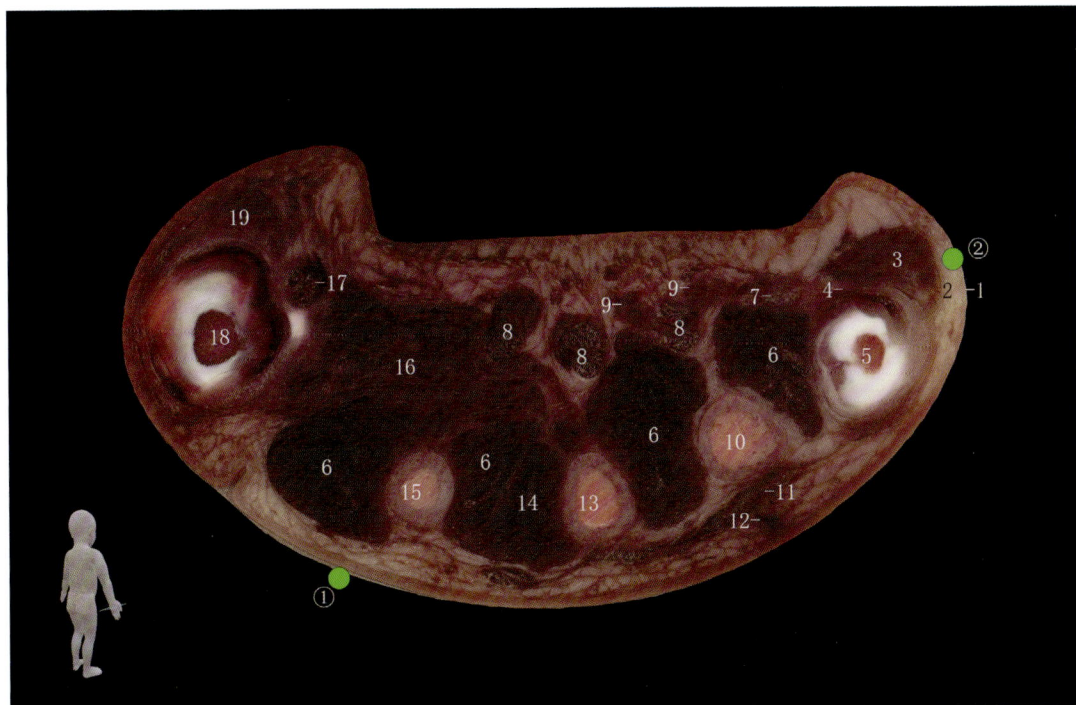

腧穴

① 合谷 * Hégǔ（LI4）
② 后溪 * Hòuxī（SI3）

结构

1. 皮肤 skin
2. 皮下组织 subcutaneous tissue
3. 小指展肌 abductor digiti minimi
4. 小指屈肌腱 flexor tendon of little finger
5. 第 5 掌骨 fifth metacarpal bone
6. 骨间掌侧肌 palmar interossei
7. 尺神经 ulnar nerve
8. 指浅、深屈肌腱 flexor digitorum superficialis and profundus tendon
9. 蚓状肌 lumbricalis
10. 第 4 掌骨 fourth metacarpal bone
11. 指伸肌腱 extensor digitorum tendon
12. 手背静脉 dorsal hand vein
13. 第 3 掌骨 third metacarpal bone
14. 骨间背侧肌 dorsal interossei
15. 第 2 掌骨 second metacarpal bone
16. 拇收肌 adductor pollicis
17. 拇长屈肌腱 flexor pollicis longus tendon
18. 第 1 掌骨 first metacarpal bone
19. 拇短展肌 abductor pollicis brevis

图 3-5-16　经合谷、后溪腧穴断层解剖图（右侧，横断面）

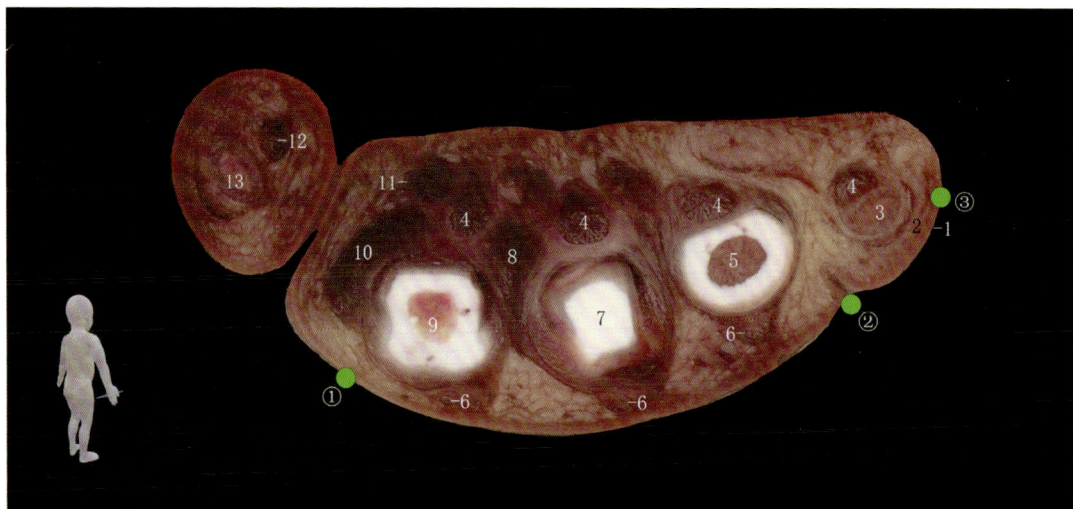

腧穴

① 二间 Èrjiān（LI2）

② 液门 Yèmén（TE2）

③ 前谷 Qiángǔ（SI2）

结构

1. 皮肤 skin

2. 皮下组织 subcutaneous tissue

3. 小指近节指骨底 base of proximal phalanx of little finger

4. 指深、指浅屈肌腱 flexor digitorum profundus and superficial digitorum tendon

5. 环指近节指骨底 base of proximal phalanx of ring finger

6. 指伸肌腱 extensor tendon

7. 中指近节指骨底 base of proximal phalanx of middle finger

8. 第 2 蚓状肌 second lumbrical

9. 示指近节指骨底 base of proximal phalanx of index finger

10. 骨间掌侧肌 palmar interossei

11. 第 1 蚓状肌 first lumbrical

12. 拇长屈肌腱 flexor pollicis longus tendon

13. 拇指近节指骨 proximal phalanx of thumb

图 3-5-17　经二间、液门、前谷腧穴断层解剖图（右侧，横断面）

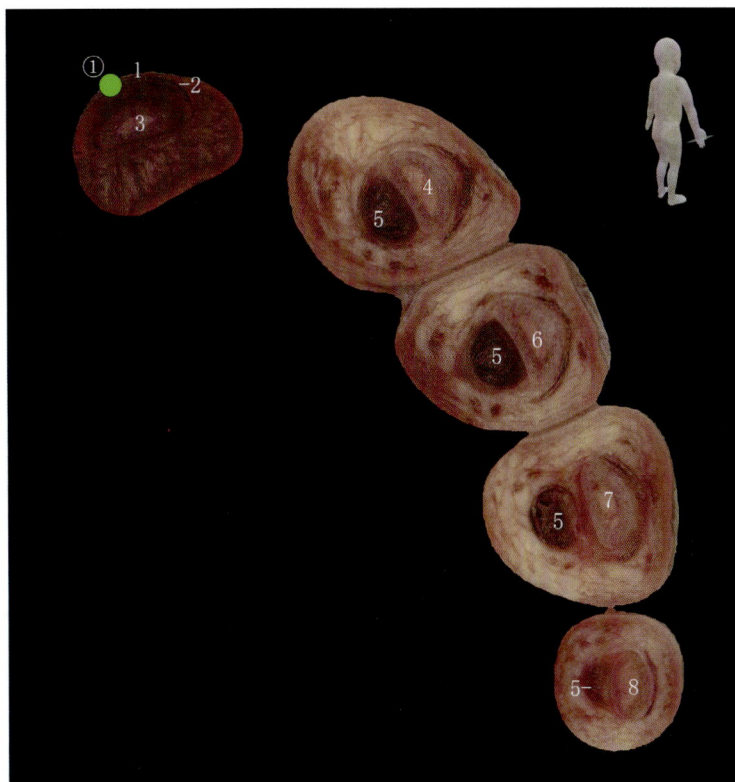

>> 腧穴

① 少商* Shàoshāng（LU11）

>> 结构

1. 皮肤 skin
2. 甲根 nail root
3. 拇指远节指骨 distal phalanx of thumb
4. 示指远节指骨 distal phalanx of index finger
5. 指深屈肌腱 flexor digitorum profundus tendon
6. 中指远节指骨 distal phalanx of middle finger
7. 环指远节指骨 distal phalanx of ring finger
8. 小指远节指骨 distal phalanx of little finger

图 3-5-18　经少商腧穴断层解剖图（右侧，横断面）

第六节　下肢部腧穴断层解剖图

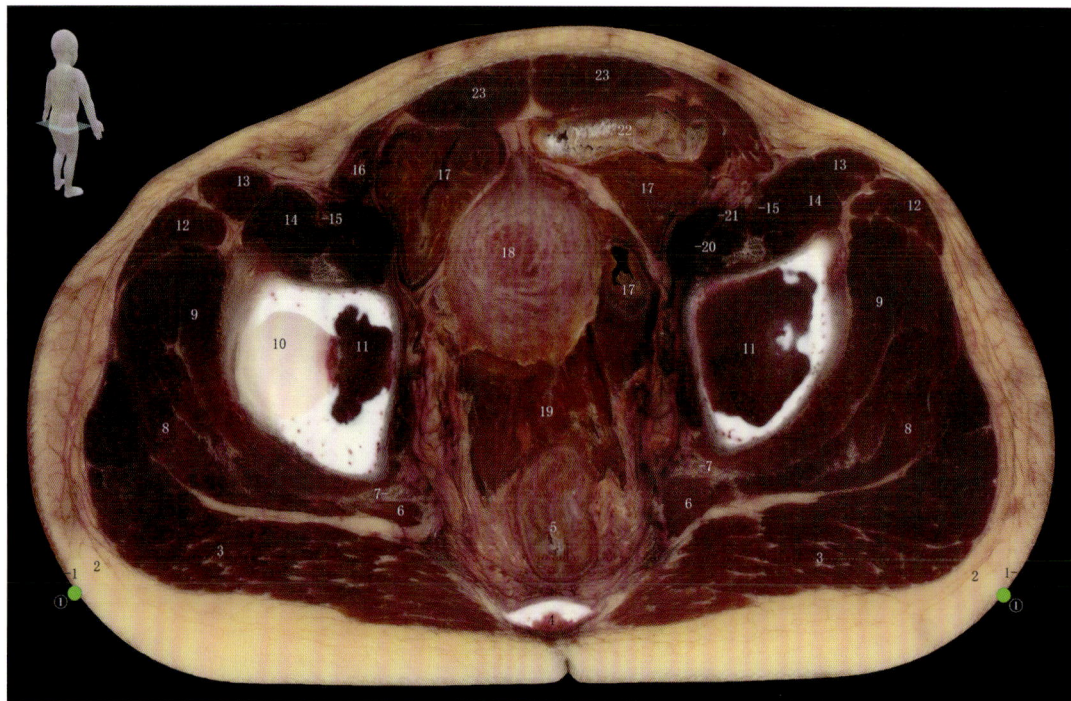

经环跳腧穴立体解
剖结构演示视频

▶▶ 腧穴

① 环跳 * Huántiào（GB30）

▶▶ 结构

1. 皮肤 skin
2. 皮下组织 subcutaneous tissue
3. 臀大肌 gluteus maximus
4. 第 5 骶椎体软骨 cartilage of fifth sacral vertebra body

5. 直肠 rectum
6. 梨状肌 piriformis
7. 坐骨神经 sciatic nerve
8. 臀中肌 gluteus medius
9. 臀小肌 gluteus minimus
10. 股骨头 femoral head
11. 髂骨 ilium
12. 阔筋膜张肌 tensor fasciae latae
13. 缝匠肌 sartorius
14. 髂腰肌 iliopsoas

15. 股神经 femoral nerve
16. 精索 spermatic cord
17. 结肠 colon
18. 膀胱 urinary bladder
19. 直肠膀胱陷凹 rectovesical pouch
20. 髂外静脉 external iliac vein
21. 髂外动脉 external iliac artery
22. 回肠 ileum
23. 腹直肌 rectus abdominis

图 3-6-1　经环跳腧穴断层解剖图（横断面）

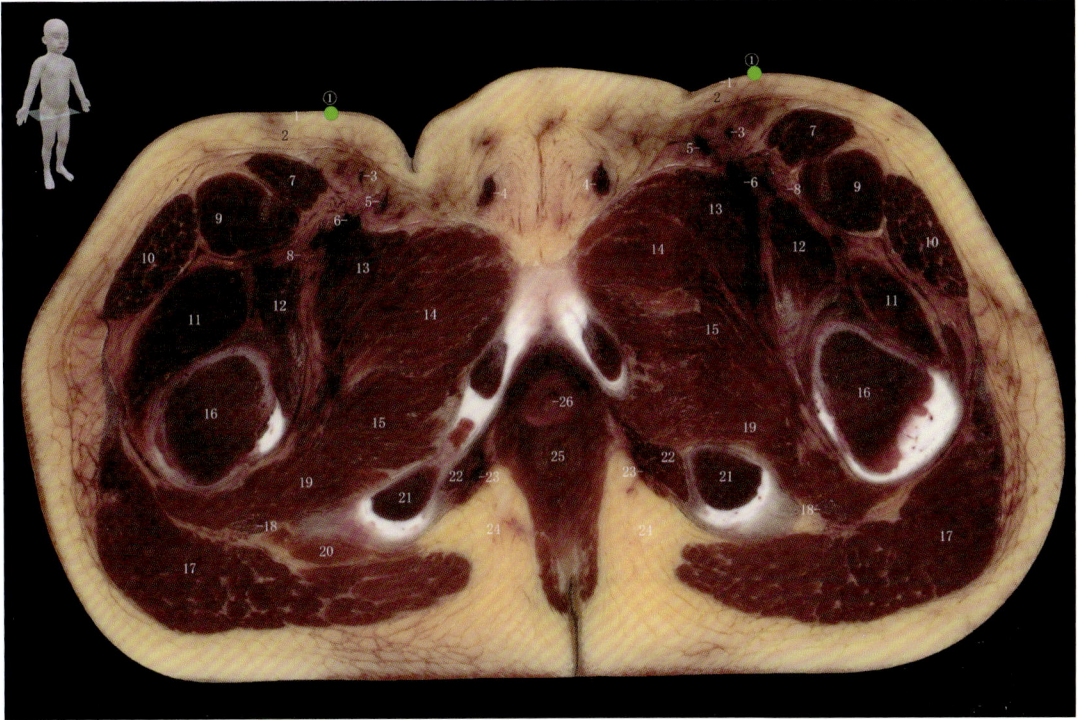

>> 腧穴

① 阴廉 Yīnlián（LR11）

>> 结构

1. 皮肤 skin
2. 皮下组织 subcutaneous tissue
3. 旋髂浅静脉 superficial iliac circumflex vein
4. 精索 spermatic cord
5. 大隐静脉 great saphenous vein
6. 股静脉 femoral vein
7. 缝匠肌 sartorius
8. 股神经 femoral nerve
9. 股直肌 rectus femoris
10. 阔筋膜张肌 tensor fasciae latae
11. 股外侧肌 vastus lateralis

12. 股中间肌 vastus intermedius
13. 长收肌 adductor longus
14. 耻骨肌 pectineus
15. 闭孔外肌 obturator externus
16. 股骨 femur
17. 臀大肌 gluteus maximus
18. 坐骨神经 sciatic nerve
19. 股方肌 quadratus femoris
20. 臀中肌 gluteus medius
21. 坐骨 ischium
22. 闭孔内肌 obturator internus
23. 闭孔动、静脉 obturator artery and vein
24. 坐骨肛门窝 ischioanal fossa
25. 直肠 rectum
26. 尿道 urethra

图 3-6-2　经阴廉腧穴断层解剖图（横断面）

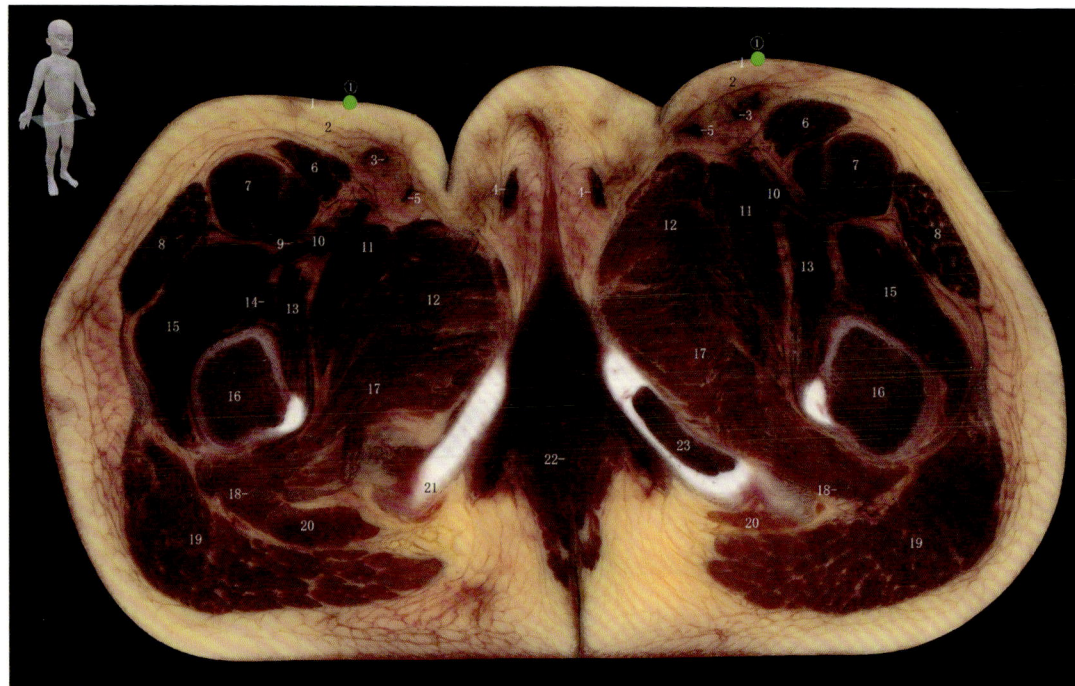

▶▶ 腧穴

① 足五里 ZúwǔLǐ（LR10）

▶▶ 结构

1. 皮肤 skin

2. 皮下组织 subcutaneous tissue

3. 旋髂浅静脉 superficial iliac circumflex vein

4. 精索 spermatic cord

5. 大隐静脉 great saphenous vein

6. 缝匠肌 sartorius

7. 股直肌 rectus femoris

8. 阔筋膜张肌 tensor fasciae latae

9. 股神经 femoral nerve

10. 股动、静脉 femoral arteries and veins

11. 耻骨肌 pectineus

12. 长收肌 adductor longus

13. 髂腰肌 iliopsoas

14. 股中间肌 vastus intermedius

15. 股外侧肌 vastus lateralis

16. 股骨 femur

17. 股方肌 quadratus femoris

18. 坐骨神经 sciatic nerve

19. 臀大肌 gluteus maximus

20. 臀中肌 gluteus medius

21. 坐骨结节软骨 cartilage of ischial tuberosity

22. 直肠 rectum

23. 坐骨 ischium

图 3-6-3　经足五里腧穴断层解剖图（横断面）

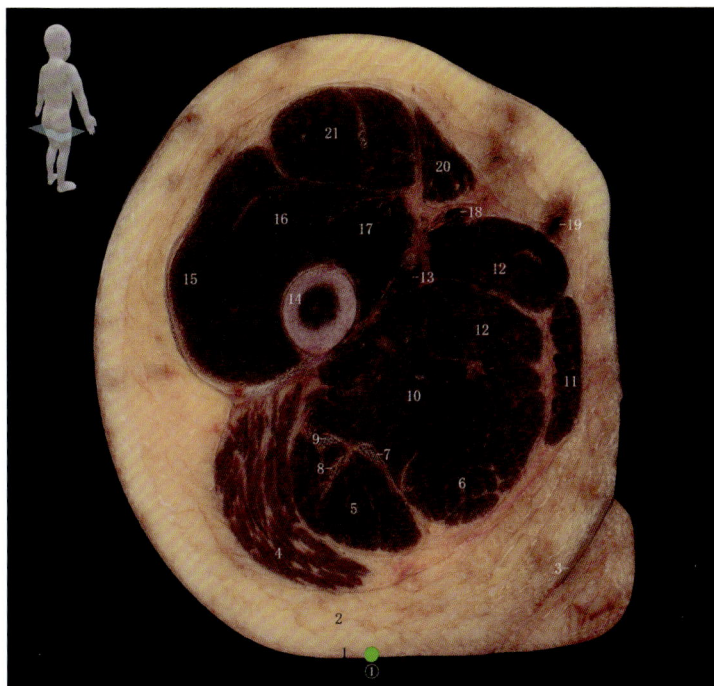

>> 腧穴

① 承扶 * Chéngfú（BL36）

>> 结构

1. 皮肤 skin
2. 皮下组织 subcutaneous tissue
3. 臀沟 gluteal sulcus
4. 臀大肌 gluteus maximus
5. 股二头肌长头 long head of biceps femoris
6. 半腱肌 semitendinosus
7. 股后皮神经 posterior femoral cutaneous nerve
8. 臀下神经 inferior gluteal nerve
9. 坐骨神经 sciatic nerve
10. 大收肌 adductor magnus
11. 股薄肌 gracilis
12. 短收肌 adductor brevis
13. 股深动脉 deep femoral artery
14. 股骨 femoral
15. 股外侧肌 vastus lateralis
16. 股中间肌 vastus intermedius
17. 股内侧肌 vastus medialis
18. 股动脉 femoral artery
19. 大隐静脉 great saphenous vein
20. 缝匠肌 sartorius
21. 股直肌 rectus femoris

图 3-6-4　承扶腧穴断层解剖图（右侧，横断面）

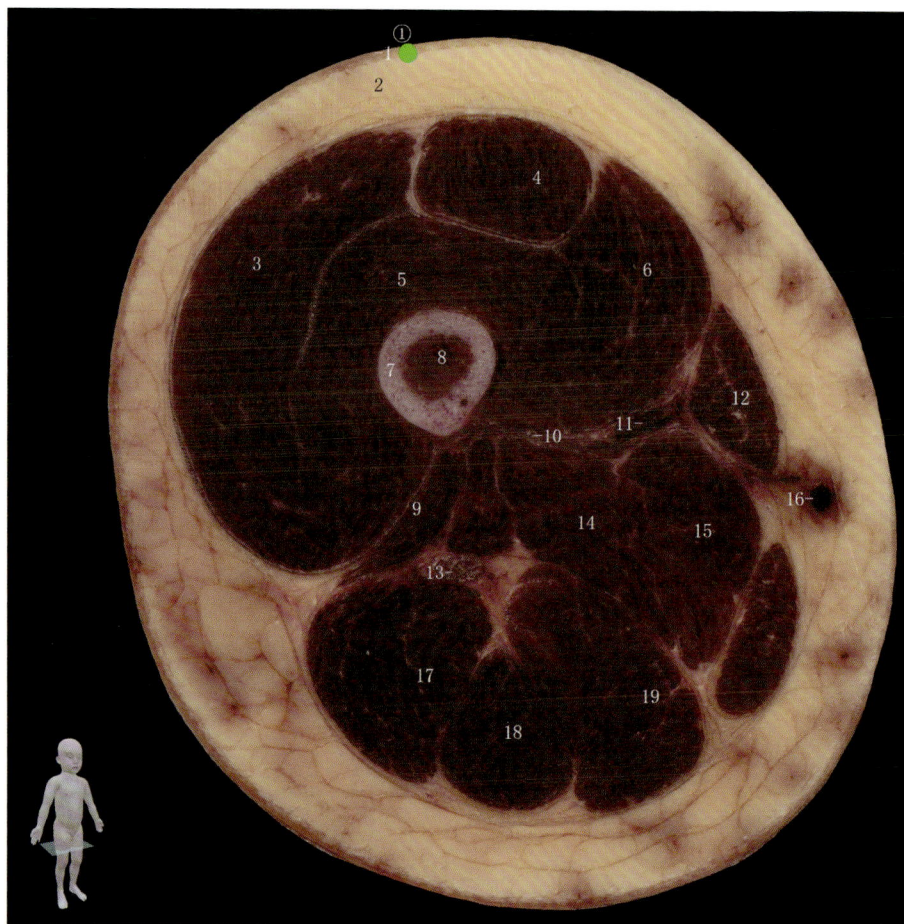

▶▶ 腧穴

① 伏兔* Fútù（ST32）

▶▶ 结构

1. 皮肤 skin
2. 皮下组织 subcutaneous tissue
3. 股外侧肌 vastus lateralis
4. 股直肌 rectus femoris
5. 股中间肌 vastus intermedius
6. 股内侧肌 vastus medialis
7. 股骨 femur
8. 骨髓腔 bone marrow cavity
9. 股二头肌短头 short head of biceps femoris
10. 股内侧肌间隔 medial femoral intermuscular septum
11. 股动脉、静脉 femoral artery and vein
12. 缝匠肌 sartorius
13. 坐骨神经 sciatic nerve
14. 长收肌 adductor longus
15. 大收肌 adductor magnus
16. 大隐静脉 great saphenous vein
17. 股二头肌长头 long head of biceps femoris
18. 半腱肌 semimembranosus
19. 半膜肌 semimembranosus
20. 股薄肌 gracilis

图 3-6-5　经伏兔腧穴断层解剖图（右侧，横断面）

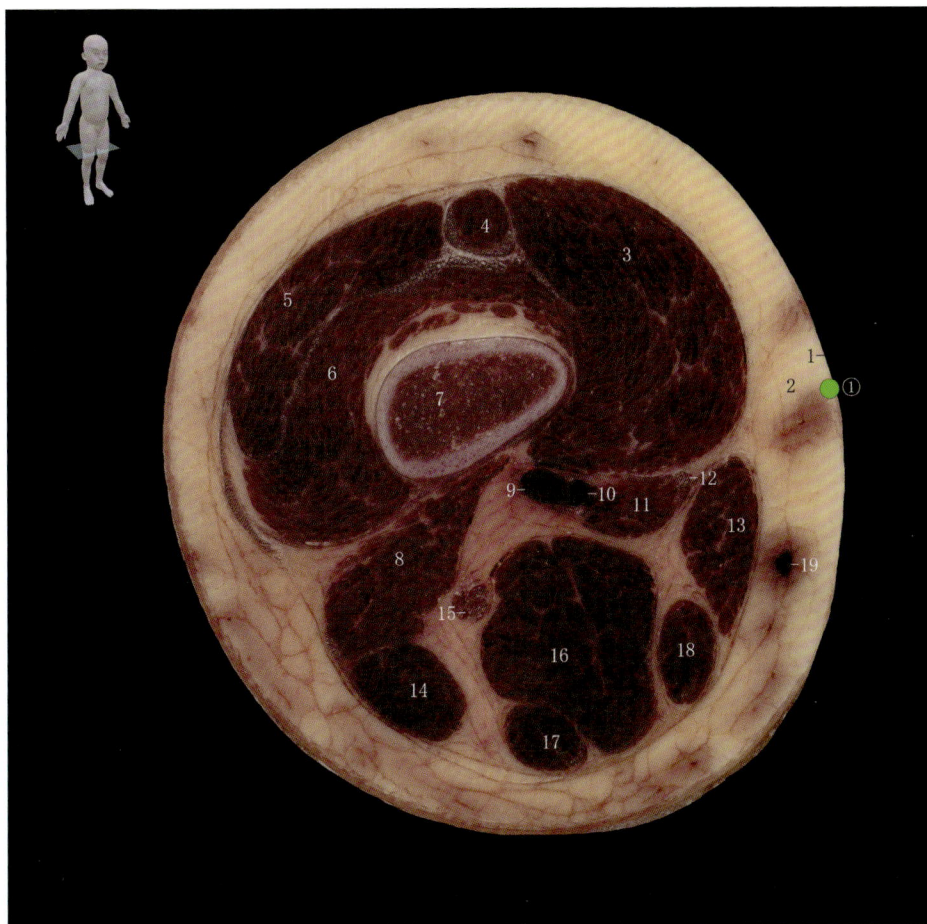

腧穴

① 阴包 Yīnbāo（LR9）

结构

1. 皮肤 skin
2. 皮下组织 subcutaneous tissue
3. 股内侧肌 vastus medialis
4. 股直肌 rectus femoris
5. 股外侧肌 vastus lateralis
6. 股中间肌 vastus intermedius
7. 股骨 femur
8. 股二头肌短头 short head of biceps femoris
9. 股静脉 femoral vein
10. 股动脉 femoral artery
11. 大收肌 adductor magnus
12. 隐神经 saphenous nerve
13. 缝匠肌 sartorius
14. 股二头肌长头 long head of biceps femoris
15. 坐骨神经 sciatic nerve
16. 半膜肌 semimembranosus
17. 半腱肌 semitendinosus
18. 股薄肌 gracilis
19. 大隐静脉 great saphenous vein

图 3-6-6　经阴包腧穴断层解剖图（右侧，横断面）

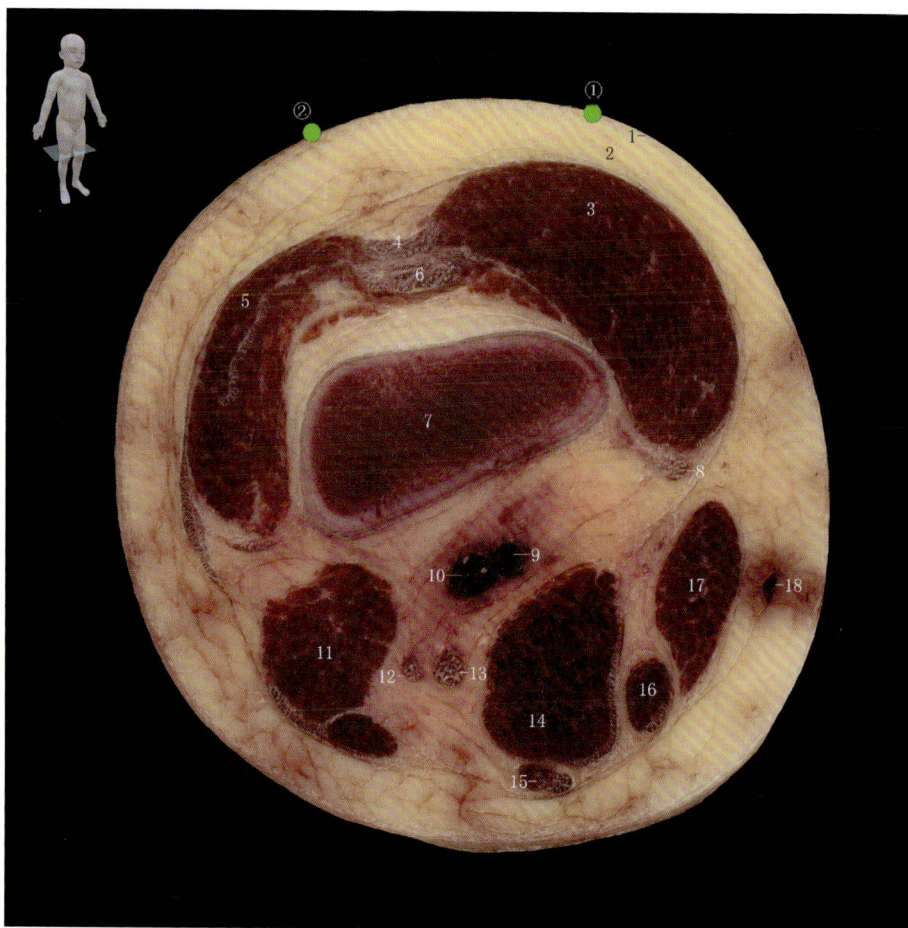

>> 腧穴

① 血海 * Xuèhǎi（SP10）
② 梁丘 * Liángqiū（ST34）

>> 结构

1. 皮肤 skin
2. 皮下组织 subcutaneous tissue
3. 股内侧肌 vastus medialis
4. 股直肌肌腱 rectus femoris tendon
5. 股外侧肌 vastus lateralis
6. 股中间肌肌腱 tendon of vastus intermedius muscle
7. 股骨 femur
8. 隐神经 saphenous nerve
9. 腘动脉 popliteal artery
10. 腘静脉 popliteal vein
11. 股二头肌 biceps femoris
12. 腓总神经 common peroneal nerve
13. 胫神经 tibial nerve
14. 半膜肌 semimembranosus
15. 半腱肌肌腱 semitendinous muscle tendon
16. 股薄肌 gracilis
17. 缝匠肌 sartorius
18. 大隐静脉 great saphenous vein

图 3-6-7 经血海、梁丘腧穴断层解剖图（右侧，横断面）

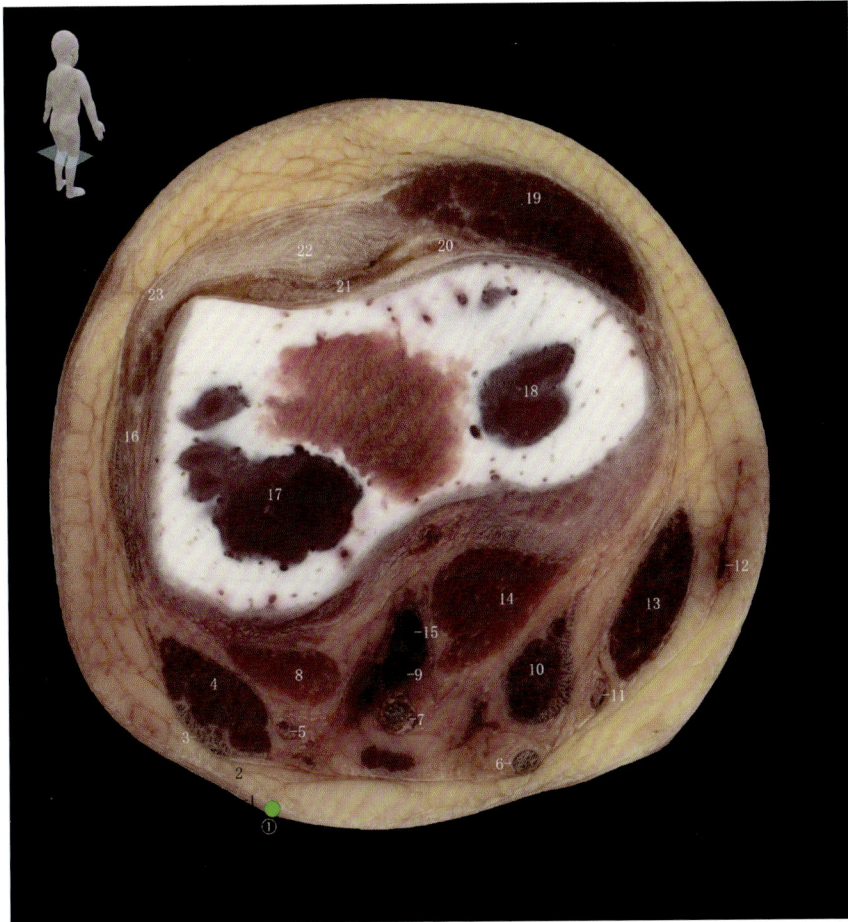

>> 腧穴

① 浮郄 Fúxì（BL38）

>> 结构

1. 皮肤 skin
2. 皮下组织 subcutaneous tissue
3. 股二头肌肌腱 biceps femoris tendon
4. 股二头肌 biceps femoris
5. 腓总神经 common peroneal nerve
6. 半腱肌腱 semitendinosus tendon
7. 胫神经 tibial nerve
8. 腓肠肌外侧头 lateral head of gastrocnemius muscle
9. 腘静脉 popliteal vein
10. 半膜肌 semimembranosus
11. 股薄肌腱 gracilis tendon
12. 大隐静脉 great saphenous vein
13. 缝匠肌 sartorius
14. 腓肠肌内侧头 medial head of gastrocnemius muscle
15. 腘动脉 popliteal artery
16. 腓侧副韧带 fibular collateral ligament
17. 股骨外侧髁 lateral condyle of femur
18. 股骨内侧髁 condylus medialis femoris
19. 股内侧肌 vastus medialis
20. 髌内侧支持带 medial patellar retinaculum
21. 髌上囊 suprapatellar bursa
22. 股四头肌肌腱 quadriceps tendon
23. 髌外侧支持带 lateral patellar retinaculum

图 3-6-8　经浮郄腧穴断层解剖图（右侧，横断面）

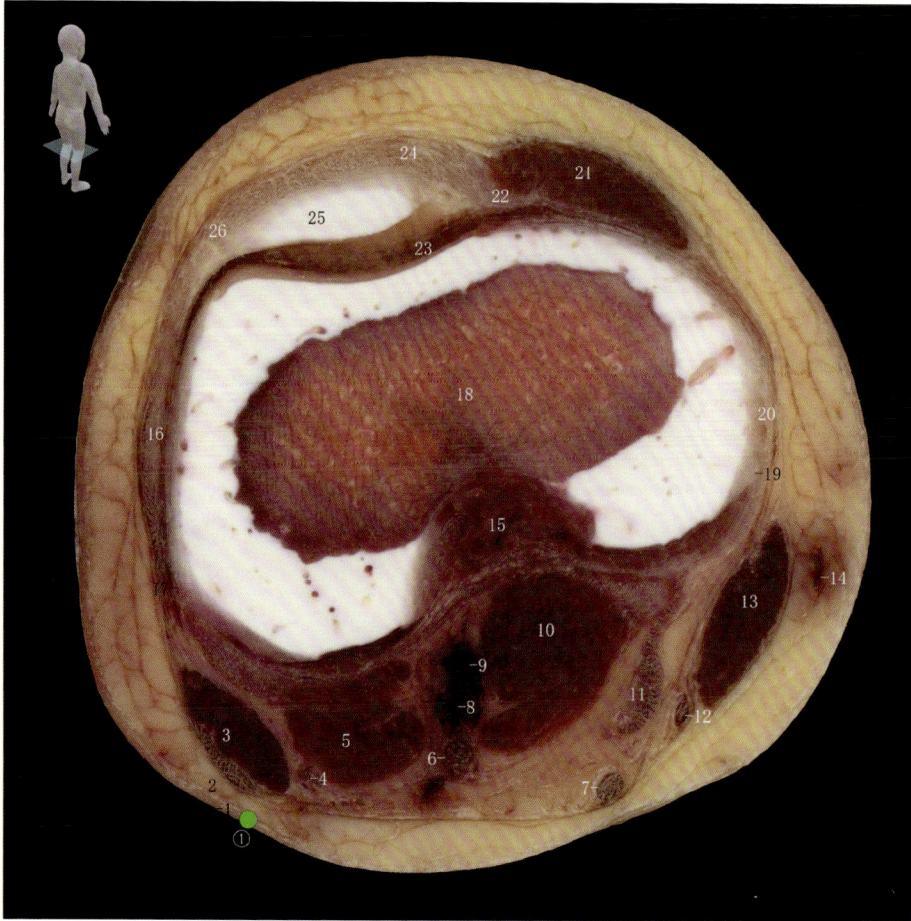

▶▶ 腧穴

① 膝阳关 Xīyángguān（GB33）

▶▶ 结构

1. 皮肤 skin
2. 皮下组织 subcutaneous tissue
3. 股二头肌 biceps femoris
4. 腓总神经 common peroneal nerve
5. 腓肠肌外侧头 lateral head of gastrocnemius muscle
6. 胫神经 tibial nerve
7. 半腱肌肌腱 semitendinosus tendon
8. 腘静脉 popliteal vein
9. 腘动脉 popliteal artery
10. 腓肠肌内侧头 medial head of gastrocnemius muscle
11. 半膜肌肌腱 semimembranosus tendon
12. 股薄肌肌腱 gracilis tendon
13. 缝匠肌 sartorius
14. 大隐静脉 great saphenous vein
15. 髁间窝 intercondylar fossa
16. 腓侧副韧带 fibular collateral ligament
17. 股骨外上髁 lateral tuberosity of femur
18. 股骨 femur
19. 股骨内上髁 medial tuberosity of femur
20. 胫侧副韧带 tibial collateral ligament
21. 股内侧肌 vastus medialis
22. 髌内侧支持带 medial patellar retinaculum
23. 髌上囊 suprapatellar bursa
24. 股四头肌肌腱 quadriceps tendon
25. 髌骨 patella
26. 髌外侧支持带 lateral patellar retinaculum

图 3-6-9　经膝阳关腧穴断层解剖图（右侧，横断面）

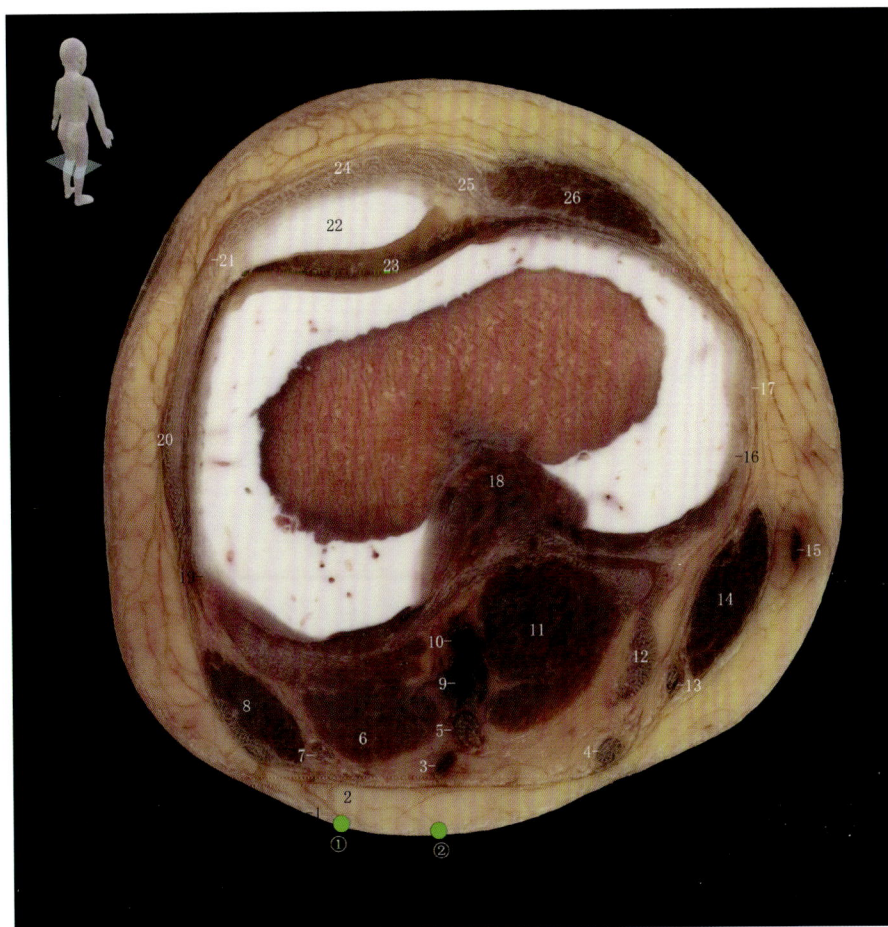

▶▶ 腧穴

① 委阳 * Wěiyáng（BL39）
② 委中 * Wěizhōng（BL40）

▶▶ 结构

1. 皮肤 skin
2. 皮下组织 subcutaneous tissue
3. 小隐静脉 small saphenous vein
4. 半腱肌肌腱 semitendinosus tendon
5. 胫神经 tibial nerve
6. 腓肠肌外侧头 lateral head of gastrocnemius muscle
7. 腓总神经 common peroneal nerve
8. 股二头肌 biceps femoris
9. 腘静脉 popliteal vein
10. 腘动脉 popliteal artery
11. 腓肠肌内侧头 medial head of gastrocnemius muscle
12. 半膜肌腱 semimembranosus tendon
13. 股薄肌肌腱 gracilis tendon
14. 缝匠肌 sartorius
15. 大隐静脉 great saphenous vein
16. 股骨内上髁 medial tuberosity of femur
17. 胫侧副韧带 cartilage of medial epicondyle of femur
18. 髁间窝 intercondylar fossa
19. 股骨外上髁 lateral tuberosity of femur
20. 腓侧副韧带 fibular collateral ligament
21. 髌外侧支持带 lateral patellar retinaculum
22. 髌骨 patella
23. 髌上囊 suprapatellar bursa
24. 股四头肌肌腱 quadriceps tendon
25. 髌内侧支持带 medial patellar retinaculum
26. 股内侧肌 vastus medialis

图 3-6-10 经委阳、委中腧穴断层解剖图（右侧，横断面）

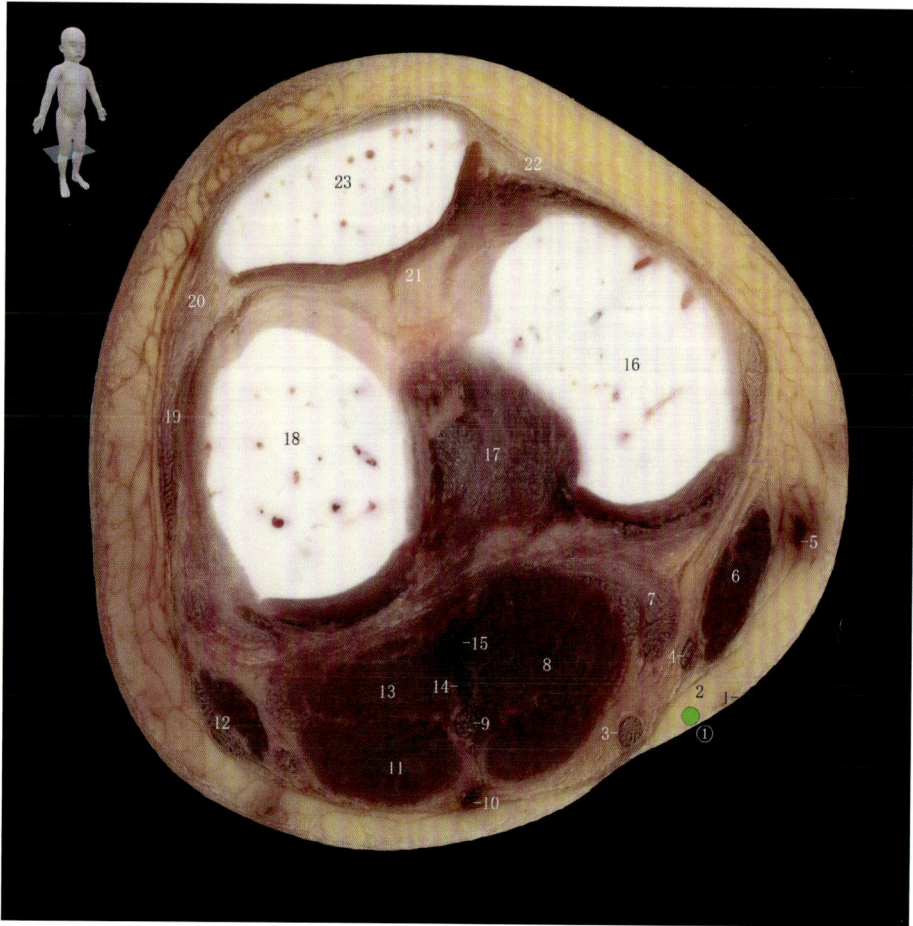

>> 腧穴

① 曲泉 * Qūquán（LR8）

>> 结构

1. 皮肤 skin
2. 皮下组织 subcutaneous tissue
3. 半腱肌肌腱 semitendinosus tendon
4. 股薄肌肌腱 gracilis tendon
5. 大隐静脉 great saphenous vein
6. 缝匠肌 sartorius
7. 半膜肌肌腱 semimembranosus tendon
8. 腓肠肌内侧头 medial head of gastrocnemius muscle
9. 胫神经 tibial nerve
10. 小隐静脉 small saphenous vein
11. 腓肠肌外侧头 lateral head of gastrocnemius muscle
12. 股二头肌及肌腱 biceps femoris muscle and tendon
13. 比目鱼肌 soleus
14. 腘静脉 popliteal vein
15. 腘动脉 popliteal artery
16. 股骨内侧髁软骨 medial femoral condyle cartilage
17. 膝交叉韧带 cruciate ligament of knee
18. 股骨外侧髁软骨 cartilage of lateral femoral condyle
19. 腓侧副韧带 fibular collateral ligament
20. 髌内侧支持带 medial patellar retinaculum
21. 髌下脂体 infrapatellar fat pad
22. 髌外侧支持带 lateral patellar retinaculum
23. 髌软骨 cartilage of patella

图 3-6-11　经曲泉腧穴断层解剖图（右侧，横断面）

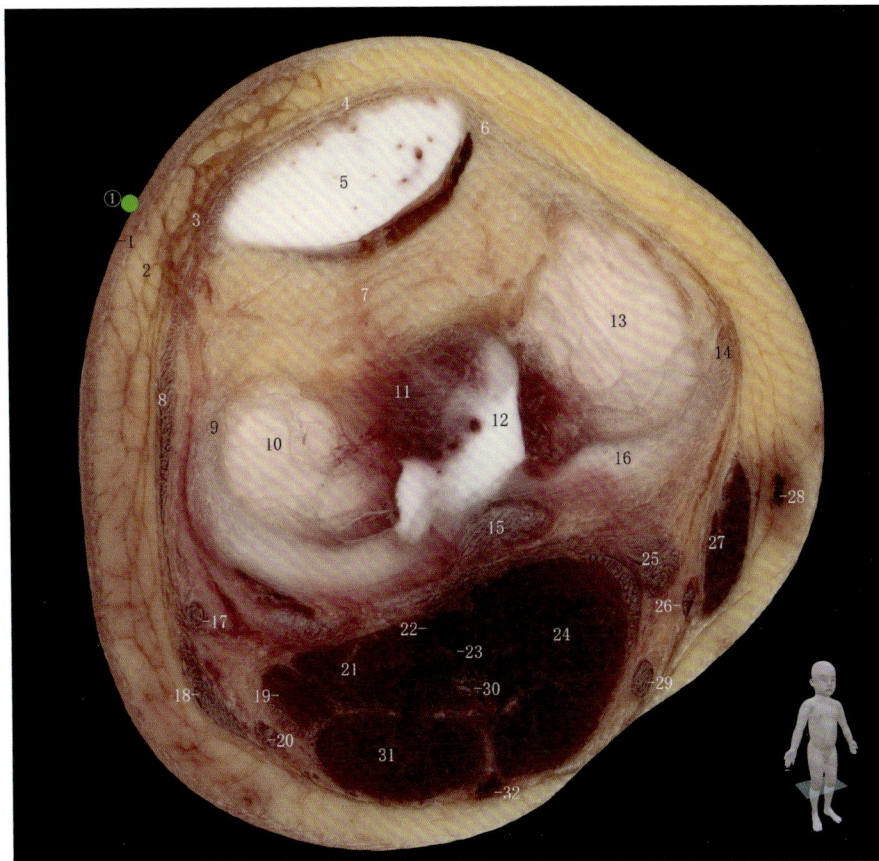

▶▶ 腧穴

① 犊鼻 * Dúbí（ST35）

▶▶ 结构

1. 皮肤 skin
2. 皮下组织 subcutaneous tissue
3. 髌外侧支持带 lateral patellar retinaculum
4. 髌韧带 patellar ligament
5. 髌软骨 cartilage of patella
6. 髌内侧支持带 medial patellar retinaculum
7. 翼状襞 alar fold
8. 腓侧副韧带 fibular collateral ligament
9. 外侧半月板 lateral meniscus
10. 胫骨外侧髁 lateral tibial condyle
11. 前交叉韧带 anterior cruciate ligament
12. 胫骨髁间隆起 tibial intercondylar eminence
13. 胫骨内侧髁 medial tibial condyle
14. 胫侧副韧带 tibial collateral ligament
15. 后交叉韧带 posterior cruciate ligament

16. 内侧半月板 medial meniscus
17. 腓浅神经 superficial peroneal nerve
18. 股二头肌肌腱 biceps femoris tendon
19. 跖肌 plantaris
20. 腓总神经 common peroneal nerve
21. 比目鱼肌 soleus
22. 腘静脉 popliteal vein
23. 腘动脉 popliteal artery
24. 腓肠肌内侧头 medial head of gastrocnemius muscle
25. 半膜肌肌腱 semimembranosus tendon
26. 股薄肌肌腱 gracilis tendon
27. 缝匠肌 sartorius
28. 大隐静脉 great saphenous vein
29. 半腱肌肌腱 semitendinosus tendon
30. 胫神经 tibial nerve
31. 腓肠肌外侧头 lateral head of gastrocnemius muscle
32. 小隐静脉 small saphenous vein

图 3-6-12 经犊鼻腧穴断层解剖图（右侧，横断面）

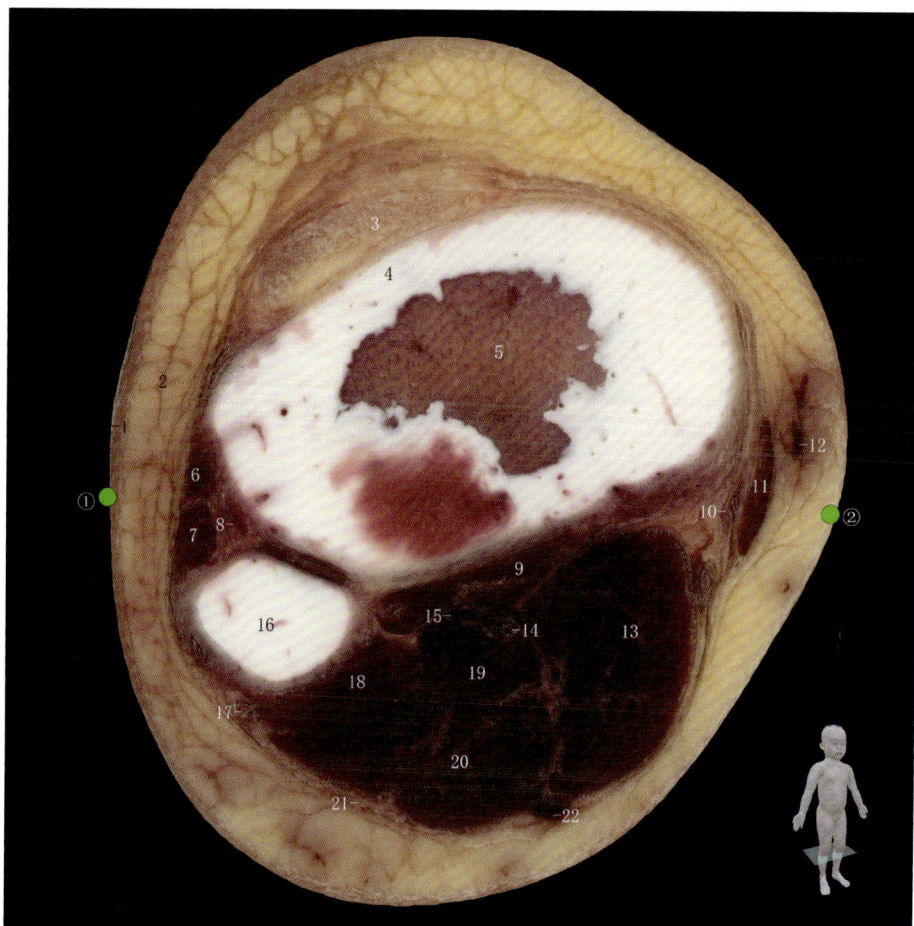

semitendinosus tendon
11. 缝匠肌 sartorius
12. 大隐静脉 great saphenous vein
13. 腓肠肌内侧头 medial head of gastrocnemius muscle
14. 胫神经 tibial nerve
15. 胫后动、静脉 posterior tibial artery and vein
16. 腓骨头 fibular head
17. 腓总神经 common peroneal nerve
18. 比目鱼肌 solcus
19. 腘肌 popliteus
20. 腓肠肌外侧头 lateral head of gastrocnemius muscle
21. 深筋膜 deep fascia
22. 小隐静脉 small saphenous vein

▶▶ 腧穴

① 阳陵泉 * Yánglíngquán（GB34）
② 阴陵泉 * Yīnlíngquán（SP9）

▶▶ 结构

1. 皮肤 skin
2. 皮下组织 subcutaneous tissue
3. 髌韧带 patellar ligament
4. 胫骨粗隆软骨 cartilage of tibial trochanter
5. 胫骨 tibia
6. 趾长伸肌 extensor digitorum longus
7. 腓骨长肌 peroneus longus
8. 胫骨前肌 tibialis anterior
9. 趾长屈肌 flexor digitorum longus
10. 半膜肌、半腱肌肌腱 semimembranosus，

图 3-6-13 经阳陵泉、阴陵泉腧穴断层解剖图（右侧，横断面）

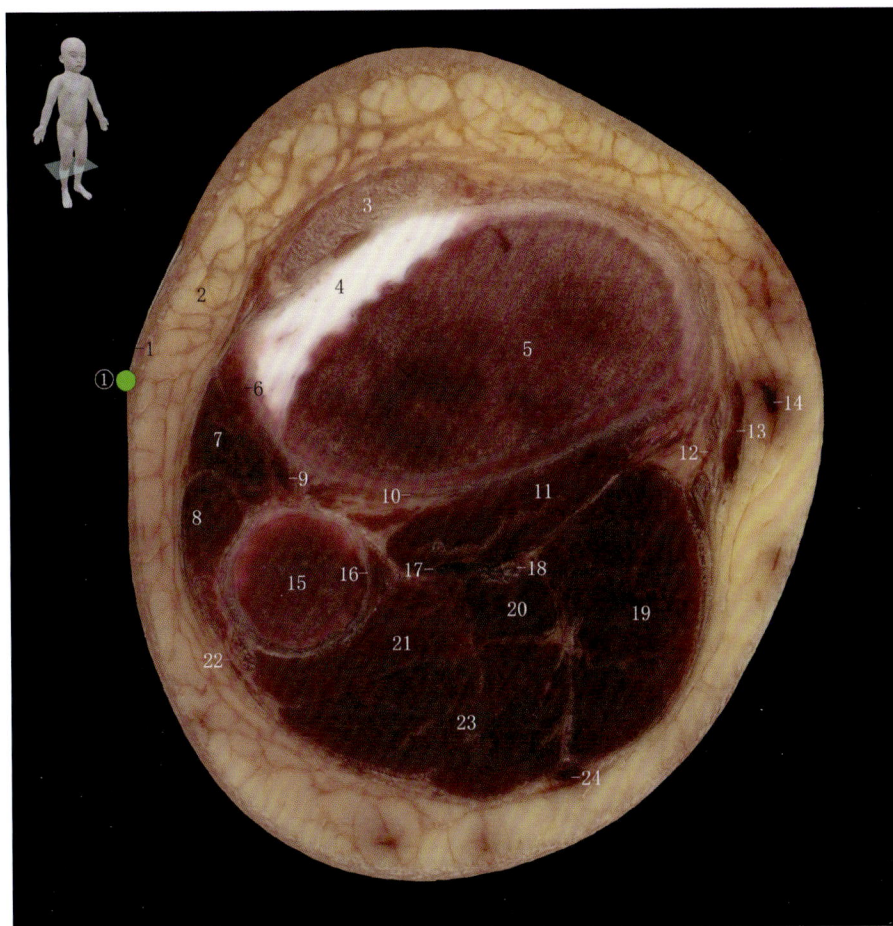

经足三里腧穴立体
解剖结构演示视频

>> **腧穴**

① 足三里 * Zúsānlǐ（ST36）

>> **结构**

1. 皮肤 skin
2. 皮下组织 subcutaneous tissue
3. 髌韧带 patellar ligament
4. 胫骨粗隆软骨 cartilage of tibial trochanter
5. 胫骨 tibia
6. 胫骨前肌 tibialis anterior
7. 趾长伸肌 extensor digitorum longus
8. 腓骨长肌 peroneus longus
9. 胫前动、静脉 anterior tibial artery and vein
10. 小腿骨间膜 crural interosseous membrane
11. 胫骨后肌 tibialis posterior
12. 半膜肌、半腱肌肌腱 semimembranosus, semitendinosus tendon
13. 缝匠肌 sartorius
14. 大隐静脉 great saphenous vein
15. 腓骨 fibula
16. 姆长屈肌 flexor hallucis longus
17. 胫后动、静脉 posterior tibial，artery and vein
18. 胫神经 tibial nerve
19. 腓肠肌内侧头 medial head of gastrocnemius muscle
20. 腘肌 popliteus
21. 比目鱼肌 soleus
22. 腓总神经 common peroneal nerve
23. 腓肠肌外侧头 lateral head of gastrocnemius muscle
24. 小隐静脉 small saphenous vein

图 3-6-14　经足三里腧穴断层解剖图（右侧，横断面）

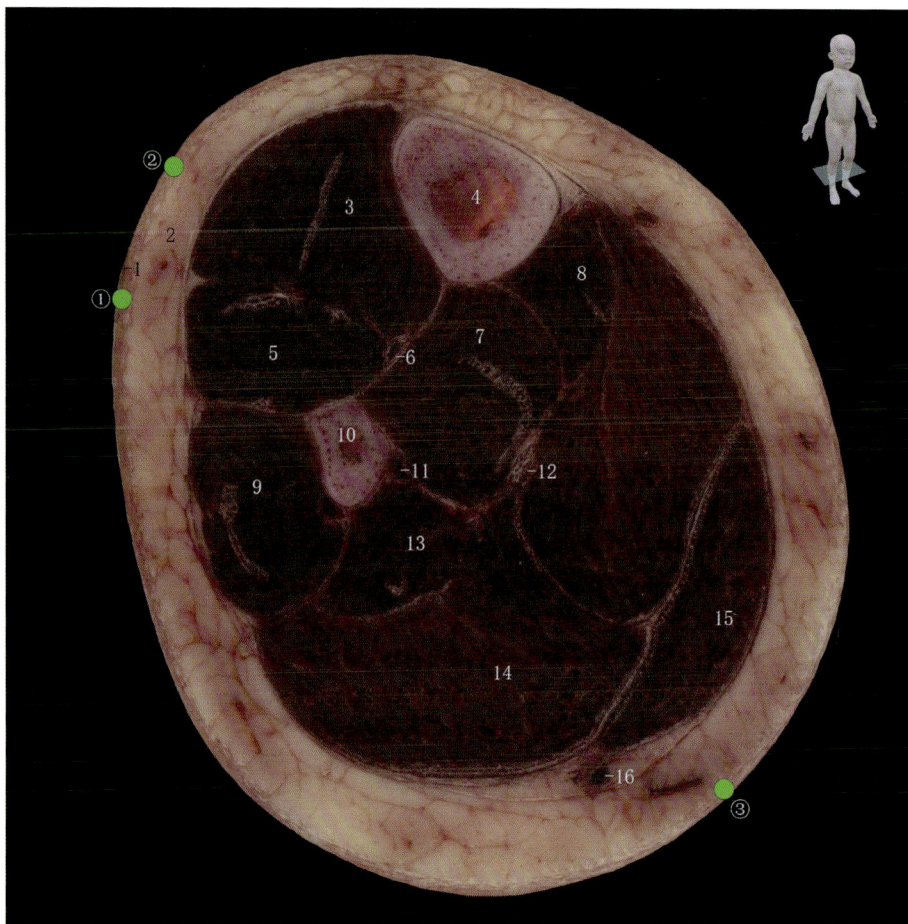

>> 腧穴

① 丰隆*Fēnglóng（ST40）
② 条口*Tiáokǒu（ST38）
③ 承山*Chéngshān（BL57）

>> 结构

1. 皮肤 skin
2. 皮下组织 subcutaneous tissue
3. 胫骨前肌 tibialis anterior
4. 胫骨 tibia
5. 趾长伸肌 extensor digitorum longus

6. 胫前动、静脉 anterior tibial artery and vein
7. 胫骨后肌 tibialis posterior
8. 趾长屈肌 flexor digitorum longus
9. 腓骨长肌 peroneus longus
10. 腓骨 fibula
11. 腓动、静脉 peroneal artery and vein
12. 胫神经 tibial nerve
13. 踇长屈肌 flexor hallucis longus
14. 比目鱼肌 soleus
15. 腓肠肌 gastrocnemius
16. 小隐静脉 small saphenous vein

图 3-6-15 经丰隆、条口、承山腧穴断层解剖图（右侧，横断面）

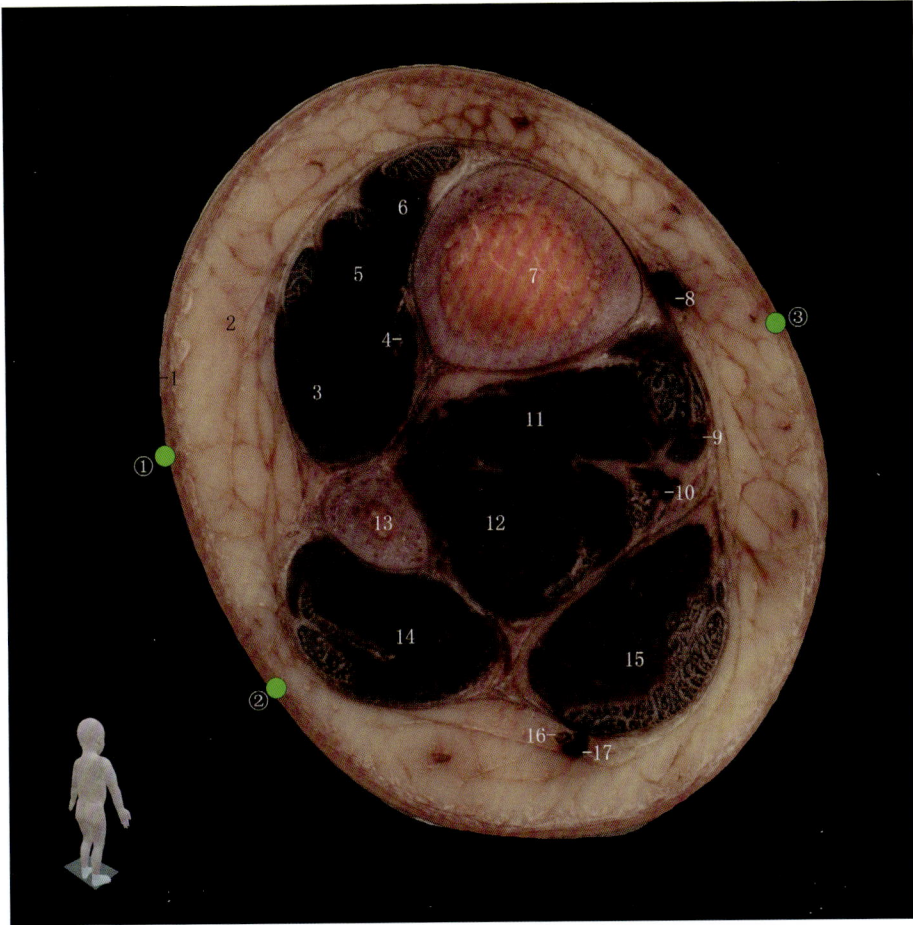

>> 腧穴

① 悬钟＊Xuánzhōng（GB39）
② 跗阳 Fūyáng（BL59）
③ 三阴交＊Sānyīnjiāo（SP6）

>> 结构

1. 皮肤 skin
2. 皮下组织 subcutaneous tissue
3. 趾长伸肌 extensor digitorum longus
4. 胫前动脉和腓深动脉 anterior tibial artery and deep peroneal artery
5. 姆长伸肌 extensor hallucis longus
6. 胫骨前肌 tibialis anterior
7. 胫骨 tibia
8. 大隐静脉 great saphenous vein
9. 趾长屈肌 flexor digitorum longus
10. 胫后动、静脉 posterior tibial artery and posterior tibial vein
11. 胫骨后肌 tibialis posterior
12. 姆长屈肌 flexor hallucis longus
13. 腓骨 fibula
14. 腓骨短肌 peroneus brevis
15. 比目鱼肌 soleus
16. 腓肠神经 sural nerve
17. 小隐静脉 small saphenous vein

图 3-6-16　经悬钟、跗阳、三阴交腧穴断层解剖图（右侧，横断面）

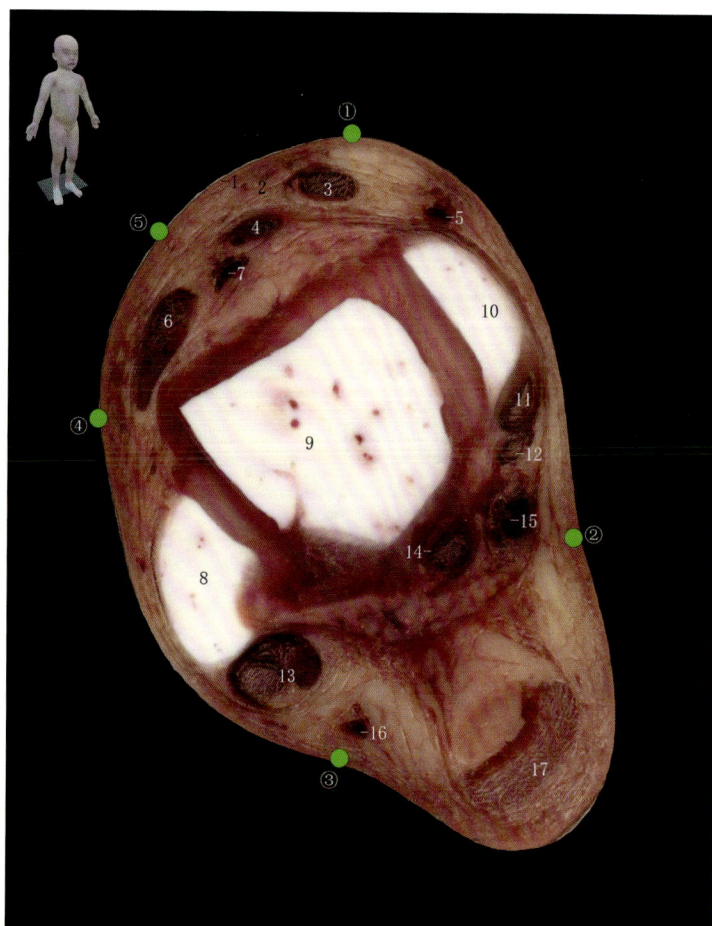

经解溪腧穴立体解
剖结构演示视频

>> 腧穴

① 中封 Zhōngfēng（LR4）

② 太溪˙ Tàixī（KI3）

③ 昆仑˙ Kūnlún（BL60）

④ 丘墟˙ Qiūxū（GB40）

⑤ 解溪˙ Jiěxī（ST41）

>> 结构

1. 皮肤 skin

2. 皮下组织 subcutaneous tissue

3. 胫骨前肌腱 anterior tibial tendon

4. 蹞长伸肌腱 extensor hallucis longus tendon

5. 大隐静脉 great saphenous vein

6. 趾长伸肌腱 extensor digitorum longus tendon

7. 足背动脉 dorsal artery of foot

8. 外踝 lateral malleolus

9. 距骨 talus

10. 内踝 medial malleolus

11. 胫骨后肌腱 posterior tibial tendon

12. 趾长屈肌腱 flexor digitorum longus tendon

13. 腓骨长、短肌腱 peroneus longus and brevis tendon

14. 蹞长屈肌腱 flexor hallucis longus tendon

15. 胫后动、静脉 posterior tibial artery and vein

16. 小隐静脉 small saphenous vein

17. 跟腱 tendo calcaneus

图 3-6-17　经中封、太溪、昆仑等腧穴断层解剖图（右侧，横断面）

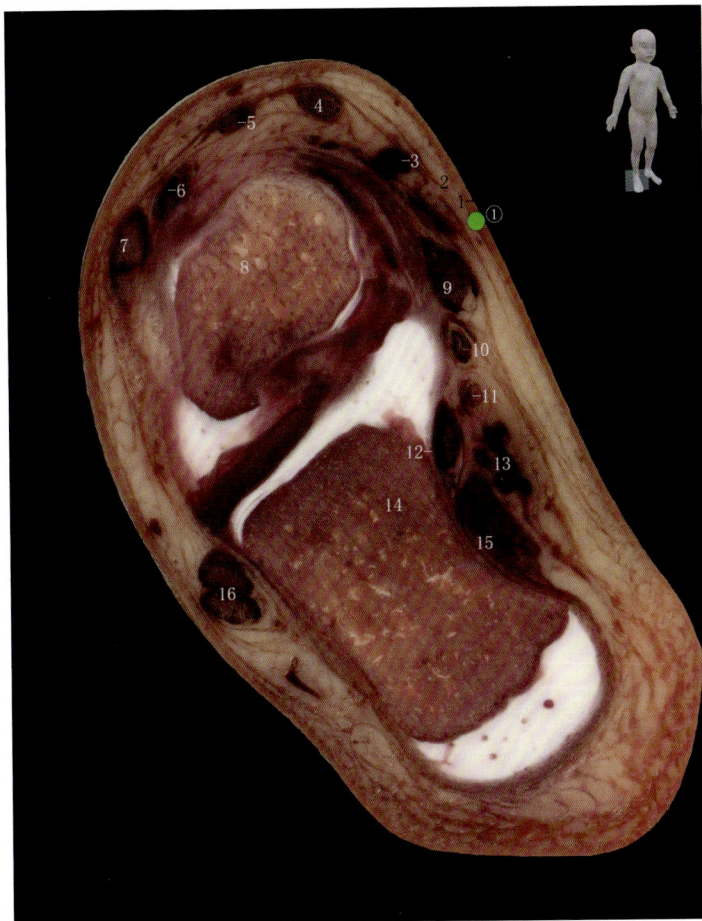

>> **腧穴**

① 商丘 Shāngqiū（SP5）

>> **结构**

1. 皮肤 skin
2. 皮下组织 subcutaneous tissue
3. 内侧缘静脉 medial marginal vein
4. 胫骨前肌腱 anterior tibial tendon
5. 踇长伸肌腱 extensor hallucis longus tendon
6. 足背动脉 dorsal artery of foot
7. 趾长伸肌腱 extensor digitorum longus tendon

8. 距骨 talus
9. 胫骨后肌腱 posterior tibial tendon
10. 趾长屈肌腱 flexor digitorum longus tendon
11. 胫神经 tibial nerve
12. 踇长屈肌腱 flexor hallucis longus tendon
13. 足底内侧动脉、神经和内侧缘静脉 medial plantar artery, nerve，medial marginal vein
14. 跟骨 calcaneus
15. 足底方肌 quadratus plantae
16. 腓骨长、短肌腱 peroneus brevis tendon

图 3-6-18 经商丘腧穴断层解剖图（右侧，横断面）

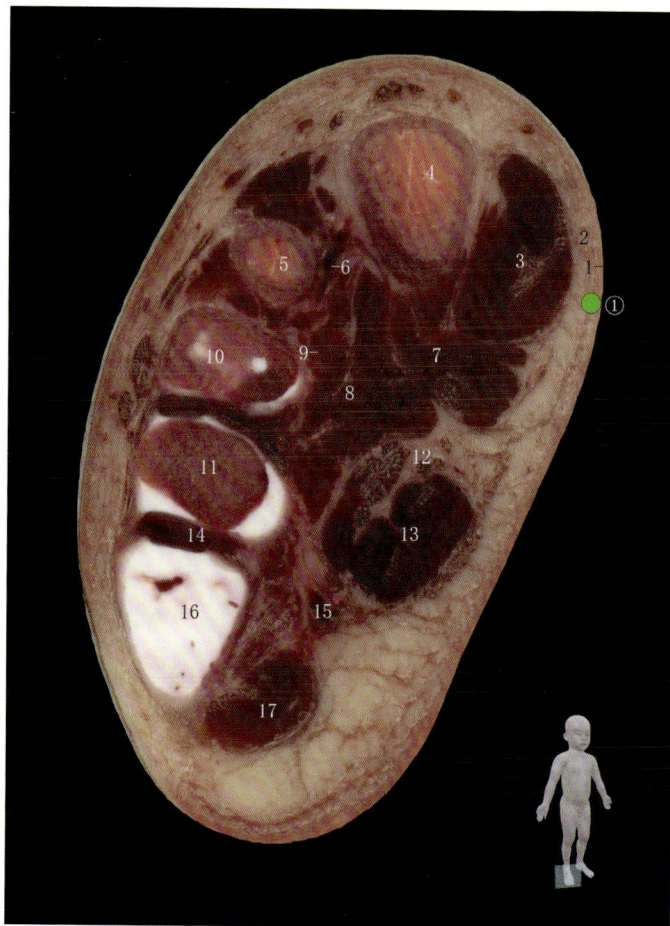

▶▶腧穴

① 公孙 * Gōngsūn（SP4）

▶▶结构

1. 皮肤 skin

2. 皮下组织 subcutaneous tissue

3. 踇展肌 abductor hallucis

4. 第 1 跖骨 first metatarsal bone

5. 第 2 跖骨 second metatarsal bone

6. 足底动脉弓 plantar arterial arch

7. 踇短屈肌 flexor hallucis brevis

8. 足底方肌（跖方肌）quadratus plantae

9. 骨间足底肌 plantar interossei

10. 第 3 跖骨 third metatarsal bone

11. 第 4 跖骨 fourth metatarsal bone

12. 足底内侧动、静脉神经 plantar medial artery，vein and nerve

13. 趾短屈肌 flexor digitorum brevis

14. 骨间背侧肌 dorsal interossei

15. 足底外侧动、静脉神经 lateral plantar artery，vein and nerve

16. 第 5 跖软骨 fifth metatarsal cartilage

17. 小趾展肌和小趾短屈肌 abductor digiti minimi and flexor digiti minimi brevis

图 3-6-19 经公孙腧穴断层解剖图（右侧，横断面）

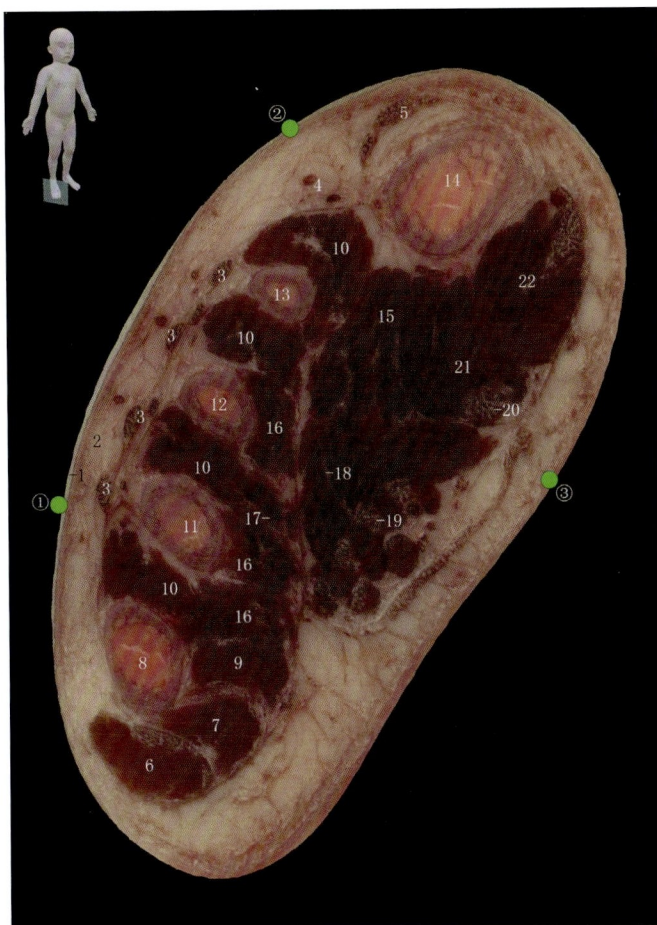

▶▶ 腧穴

① 足临泣 * Zúlínqì（GB41）
② 太冲 * Tàichōng（LR3）
③ 涌泉 * Yǒngquán（KI1）

▶▶ 结构

1. 皮肤 skin
2. 皮下组织 subcutaneous tissue
3. 趾长伸肌腱 extensor digitorum longus tendon
4. 足背动脉 dorsal artery of foot
5. 踇长伸肌腱 extensor hallucis longus tendon
6. 小趾展肌 abductor digiti minimi
7. 小趾短屈肌 flexor digiti minimi brevis
8. 第 5 跖骨 fifth metatarsal bone
9. 第 3 骨间足底肌 third interosseous plantar muscle
10. 骨间背侧肌 dorsal interossei
11. 第 4 跖骨 fourth metatarsal bone
12. 第 3 跖骨 third metatarsal bone
13. 第 2 跖骨 second metatarsal bone
14. 第 1 跖骨 first metatarsal bone
15. 踇收肌 adductor hallucis
16. 骨间足底肌 plantar interossei
17. 足底动脉弓 plantar arterial arch
18. 蚓状肌 lumbricalis
19. 趾长屈肌腱 long flexor tendon
20. 踇长屈肌腱 flexor hallucis longus tendon
21. 踇短屈肌 flexor hallucis brevis
22. 踇展肌 abductor hallucis

图 3-6-20　经足临泣、太冲、涌泉腧穴断层解剖图（右侧，横断面）

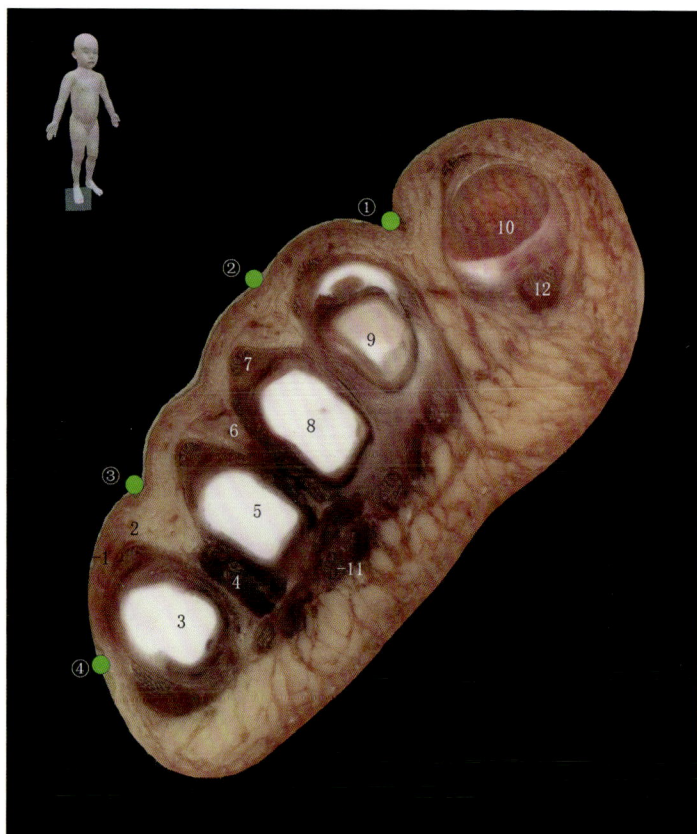

>> 腧穴

① 行间 * Xíngjiān（LR2）

② 内庭 * Nèitíng（ST44）

③ 侠溪 * Xiáxī（GB43）

④ 足通谷 Zútōnggǔ（BL66）

>> 结构

1. 皮肤 skin

2. 皮下组织 subcutaneous tissue

3. 小趾近节趾骨 proximal phalanx of little toe

4. 骨间背侧肌 dorsal interossei

5. 第4趾近节趾骨 proximal phalanx of fourth toe

6. 趾背动脉 dorsal digital artery of toe

7. 趾短伸肌腱 extensor digitorum brevis tendon

8. 第3趾近节趾骨 proximal phalanx of third toe

9. 第2趾近节趾骨 proximal phalanx of second toe

10. 鉧趾近节趾骨 proximal phalanx of great toe

11. 趾长、短屈肌腱 flexor tendons of long and short toes

12. 鉧长屈肌腱 flexor hallucis longus tendon

图 3-6-21　经行间、内庭、侠溪等腧穴断层解剖图（右侧，横断面）

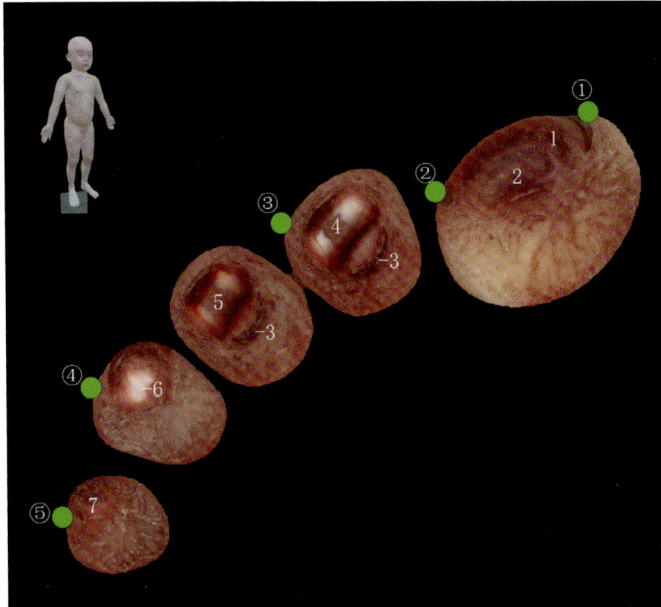

>> 腧穴

① 隐白 ˙ Yǐnbái（SP1）
② 大敦 ˙ Dàdūn（LR1）
③ 厉兑 ˙ Lìduì（ST45）
④ 足窍阴 Zúqiàoyīn（GB44）
⑤ 至阴 ˙ Zhìyīn（BL67）

>> 结构

1. 甲根 nail root
2. 踇趾远节趾骨 distal phalanx of great toe
3. 趾长屈肌腱 flexor digitorum longus tendon
4. 第 2 趾远节趾骨 second distal phalanx
5. 第 3 趾远节趾骨 third distal phalanx
6. 第 4 趾远节趾骨 fourth distal phalanx
7. 小趾远节趾骨 distal phalanx of little toe

图 3-6-22　隐白、大敦、厉兑等腧穴断层解剖图（右侧，横断面）

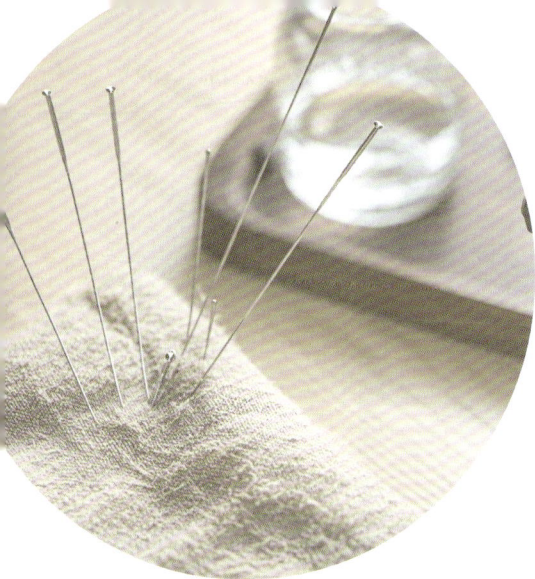

参考文献

［1］李志军，张少杰，于静红.数字儿童断层解剖与影像学彩色图谱［M］.北京：科学出版社，2023.

［2］李建华，徐国成.系统解剖学［M］.北京：高等教育出版社，2022.

［3］李志军，徐国成.局部解剖学［M］.北京：高等教育出版社，2022.

［4］邵水金.腧穴解剖学［M］.北京：中国中医药出版社，2023.

［5］沈雪勇，刘存志.经络腧穴学［M］.5版.北京：中国中医药出版社，2021.

［6］人体解剖学与组织胚胎学名词审定委员会.人体解剖学名词［M］.2版.北京：科学出版社，2014.

［7］刘振寰.实用儿童针灸学图谱［M］.北京：北京大学医学出版社，2019.

［8］刘树伟.断层解剖学［M］.3版.北京：高等教育出版社，2017.

［9］刘树伟.数字人连续横断层解剖学彩色图谱［M］.济南：山东科学技术出版社，2020.

［10］赵群.汉英医学大词典［M］.3版.北京：人民卫生出版社，2015.